Atemübungen

Wie Sie durch bewusstes Atmen Ihr Immunsystem stärken, innere Unruhe loswerden sowie Ihre Konzentrationsfähigkeit steigern

INHALTSVERZEICHNIS

EINLEITUNG

In der heutigen Gesellschaft erfahren viele Menschen regelmäßig und sogar konsistent Stress. Der Leistungsdruck beginnt für viele schon in frühen Jugendjahren und unser moderner Livestyle ist hektisch und anstrengend geworden. Dabei sind Ruhepausen für das körperliche und mentale Wohlbefinden sehr wichtig. Stress führt nachweislich zu zahlreichen Krankheiten. Beschwerden wie Konzentrationsschwäche, Einschlafstörungen und innere Unruhe sind für viele Menschen schon alltäglich geworden, obwohl sie nachweislich langfristig der Lebensqualität und Gesundheit schaden.

Sie möchten dem endlich ein Ende setzen? Dann sind Sie hier an der richtigen Adresse. Über unseren Atem können wir unser körperliches und mentales Wohlbefinden lenken. Es kommt nicht von ungefähr, dass wir mit Sprichwörtern wie „da bleibt mir die Luft weg“, „er bekommt Schnappatmungen“ und „es nimmt mir die Luft zum atmen“ Unwohlsein, Angst und Stress ausdrücken. Der Atem hat eine starke Macht über den restlichen menschlichen Organismus. Fühlen wir uns unwohl, wird sich das in der Atmung bemerkbar machen. Andersherum bedeutet dies jedoch: Wir können mit einem ruhigen Atem auch den Rest unseres Körpers und Geistes in eine positivere Richtung leiten.

Lernen Sie mit diesem Buch, wie Sie Ihre Atmung regulieren und beruhigen. Sie erfahren detailliert, warum der Atem so wichtig ist und in welchen Beschwerden sich eine Falschatmung zeigen kann. Sie werden lernen, wie Sie im Alltag eine ruhige und gleichmäßige Atmung unterstützen. Selbstverständlich werden Ihnen mehrere praktische Atemübungen erklärt, mit denen Sie Aufmerksamkeits- und Konzentrationsschwächen beheben, Stress reduzieren und körperliche wie auch psychische Beschwerden lindern können. Die Übungen sind in drei Bereiche eingeteilt: Einfache Übungen für Anfänger, Übungen für Fortgeschrittene und Übungen für Profis. Sie erhalten zu jeder Übung eine Erklärung, wofür sich die jeweilige Technik am besten eignet (etwa bei Einschlafproblemen oder in akuten Stresssituationen). So können Sie die Techniken auswählen, die sich für Sie am besten eignen. Nehmen Sie sich täglich ein wenig Zeit für Ihre Atmung. Ihr Körper wird es Ihnen danken. Atmen Sie noch einmal tief ein und aus – und lesen Sie weiter. Viel Freude und Erfolg!

DIE KRAFT DES ATMENS

Die Atmung ist mit die wichtigste Körperfunktion des Menschen. Bei der Atmung findet ein Luftaustausch im Körper statt, bei dem Sauerstoff in den Körper getragen und Kohlendioxid aus dem Blut ausgeschieden wird. Wir atmen ganz automatisch, ohne dass wir darüber nachdenken müssten. Die Atmung funktioniert in stressigen Situationen wie im Tiefschlaf oder sogar wenn der Mensch das Bewusstsein verliert. Doch die Art der Atmung unterscheidet sich in den diversen Situation teilweise stark voneinander. Gerade in Stresssituationen macht sich das im ganzen Körper negativ bemerkbar. Andersherum können Sie lernen, Ihre Atmung bewusst zu regulieren und damit einen positiven Gesamteinfluss auf den restlichen Organismus zu nehmen. Wie stark der Einfluss der Atmung auf den menschlichen Körper und die Psyche ist und wieso Atemtechniken für Besserung zahlreicher Probleme sorgen können lernen Sie in diesem Kapitel.

Die Macht des Atems über unseren Körper

Hauptorgan für das Atmen ist die Lunge. Daneben sind zahlreiche Gefäße, die Bronchien, Mund und Nase mit verantwortlich. Von der Art der Atmung betroffen sind jedoch nahezu alle körperlichen Funktionen und Bestandteile. Daher hat die Atmung einen großen Einfluss auf das körperliche Wohlbefinden. Fehlerhaftes oder besonders hektisches Atmen kann den Blutdruck steigen lassen und beispielsweise Migräne begünstigen. Ruhiges Atmen wiederum kann diese Symptome reduzieren.

Es gibt verschiedene Arten zu atmen. Hauptsächlich unterscheidet man zwischen der sogenannten Mundatmung (wenn Luft durch den Mund eingesogen wird) und der sogenannten Nasenatmung (wenn Luft durch die Nase eingeatmet wird). Bereits an dieser Stelle lässt sich festhalten, dass die Nasenatmung generell gesünder für den Menschen ist, als die Mundatmung. Das liegt vor allem daran, dass die Nasenhärchen und Nasenschleimhäute für eine Reinigung der frischen Luft sorgen. Giftstoffe und Unreinheiten werden hier großteilig abgefangen. Auch Viren haben über die Nase in der Regel schlechtere Chancen als über den Mund.

Im Alltag atmet der erwachsene Mensch jede Minute durchschnittlich um die zwölf Mal ein und aus. Die Art der Atmung kann sich jedoch erheblich unterscheiden. Gerät der Körper in Stresssituation erfolgt die Atmung automatisch schneller und kürzer. Das liegt daran, dass der Körper bei erhöhter Aktivität oder Alarmbereitschaft mehr Sauerstoff benötigt. Er versucht in kurzer Zeit möglichst reichlich Sauerstoff in den Körper zu schleusen. Gleichzeitig muss die Kohlendioxidmenge wieder ausgeschieden werden. Erst wenn der Körper sich wieder beruhigt, normalisiert sich auch die Atmung und damit der Sauerstoff-/ Kohlendioxidhaushalt wieder. In akuten Gefahr- oder Aktivitätsmomenten ist diese schnelle Atmung vollkommen normal und kein weiteres Problem für den Körper. Allerdings bestehen in der modernen Gesellschaft häufig so viele stressige Situationen, dass der Körper permanent auf Stressmodus umschaltet. Dadurch kann es passieren, dass sich der Mensch die falsche Atmung angewöhnt. Dann wird so geatmet, wie es in früheren Zeiten nur in Fluchtsituationen notwendig wäre. Mit der Atmung schaltet in der Regel auch der restliche Körper auf Stressmodus um. So kann es zu zahlreichen kurzfristigen und dauerhaften Beschwerden kommen.

Die richtige Bauchatmung

Abgesehen von der Unterscheidung zwischen Nasen- und Mundatmung wird auch zwischen Bauch- und Brustatmung unterschieden. Die Bauch- bzw. Bauch- und Zwerchfellatmung gilt als wesentlich gesünder und ruhiger. Leider haben sich viele Menschen diese tiefe und gesunde Atmung abgewöhnt oder verlernt. Das liegt in der Regel an den zuvor beschriebenen Stressphänomenen: Unsere Atmung ist kürzer, als müsste der Körper in den Fluchtmodus gehen. Oftmals verhindern auch enge Kleidung und das bewusste oder unbewusste Anspannen des Bauches die tiefe Atmung. Die natürliche ruhige Bauchatmung geht – wie ihr Name verrät – tief in den Bauchraum hinein. Sie atmen nicht nur oberflächlich in den Brustkorb, sondern füllen Zwerchfell und Bauchbereich mit frischer Atemluft. Diese Atmung wird auch als „Vollatmung“ bezeichnet, da die Luft über den ganzen Brustbereich, durch Zwerchfell und Bauchraum gleitet und dabei das gesamte Lungenvolumen ausgereizt wird. So wird der Körper bestmöglich mit Sauerstoff versorgt. Bei der Brustatmung hingegen wird nur der obere Teil der Lunge genutzt und mit

Sauerstoff befüllt. Diese Atmung wird teilweise auch als Brust- und Schulteratmung bezeichnet, da auch der Schulterbereich bei den Muskelbewegungen beteiligt ist. Diese Atmung ist flach und versorgt den Körper mit weniger Sauerstoff als er für eine gesunde Funktion braucht. Probieren Sie diese Übung:

Legen Sie eine Hand flach auf den Bauch und entspannen Sie die Bauchmuskeln. Atmen Sie tief durch die Nase ein. Versuchen Sie zu spüren, wie sich der Bauch beim Einatmen ausdehnt: Die Hand hebt sich unter der Bauchdecke. Beim Ausatmen zieht sich der Bauch wieder zusammen und die Hand senkt sich. Wiederholen Sie dies noch ein bis zwei Mal. Spüren Sie einen Unterschied?

Vielen Menschen ist gar nicht bewusst, dass sie sich eine falsche Atmung angewöhnt haben. Wer beispielsweise dauerhaft angespannt ist oder aufgrund von enger Kleidung täglich den Bauch einzieht und anspannt, realisiert oft nicht, dass diese Haltung zur Gewohnheit wird. Was bewusst startete wird zu einer unbewussten Handlung – und bringt leider dauerhaft die Atmung aus dem Gleichgewicht.

Wenn Sie sich nicht sicher sind, ob Sie regelmäßig in den Brustraum oder Bauchraum atmen, führen Sie die gerade beschriebene Atmung mehrfach am Tag durch. So überprüfen Sie Ihre Atmung immer wieder. Spüren Sie einen Unterschied, versuchen Sie die Anspannung abzuschütteln und tiefer in den Bauch einzuatmen. Nehmen Sie dabei ruhig einige bewusste tiefe Atemzüge, bevor Sie sich wieder dem Alltag zuwenden. Überprüfen Sie Ihre Atmung zu einem späteren Zeitpunkt nochmals.

Probleme bei Falschatmung

Wer einen stressigen Alltag führt, atmet häufig auch – unbewusst – verkrampft und oberflächlich ein und aus. Eine gesunde Atmung hingegen lässt die Atemluft ohne Anstrengung durch den Körper gleiten. Dabei sollte der Atem spürbar bis zum Bauch und Richtung Becken sowie durch den Rücken Richtung Nieren fließen. Ist diese tiefgehende Atmung nicht möglich, wird der Körper nicht ausreichend mit Sauerstoff versorgt. Gleichzeitig kann nicht genug Kohlendioxid abfließen. Durch diese fehlerhafte Versorgung wiederum spannen sich die Muskeln an und verkrampfen. Der Körper gerät in einen dauerhaften Erschöpfungszustand.

Einige Gesundheitsforscher gehen heute davon aus, dass die Atmung auch Auswirkung auf gesundheitliche Probleme und Erkrankungen haben kann. Die Basis für eine stabile Gesundheit bilden ein ausreichend versorgtes Lymphsystem und Blut. Ist das Blut optimal mit Sauerstoff angereichert, bleibt es flüssig und erreicht alle Organe schnell. Außerdem können nicht benötigte

Stoffe durch flüssiges Blut gut abtransportiert werden. Es bilden sich keine Klumpen, die die Arterien verstopfen könnten und damit sinkt das Risiko von Herzerkrankungen. Verklebte Blutkörperchen hingegen stauen sich mit Eiweißen und anderen Stoffen im Lymphsystem und verhindern den Giftabtransport. Wichtige Mineralstoffe hingegen erreichen ihre Bestimmungsorte nicht mehr oder nur schleppend und sorgen so für eine Unterversorgung im gesamten Organismus. Schon im Alltag kann sich eine schlechte Atmung auf das allgemeine Wohlbefinden und die Energie des Körpers auswirken. Wenn Sie nicht ausreichend Sauerstoff in den Körper bringen, schlägt sich das schnell in Symptomen wie Kopfschmerzen, Schwindel, Müdigkeit, Aufmerksamkeits- und Konzentrationsschwäche oder Schlafstörungen nieder. Auch eine ständige Anspannung und Muskelbeschwerden können akute wie auch permanente Folgen sein. Eine gute und regelmäßige Atmung kann solche Probleme reduzieren oder verhindern.

Am ruhigsten ist die Atmung im Tiefschlaf. Während dieser Zeit atmet der Mensch automatisch weniger als zwölf Mal pro Minute ein und aus. Heutzutage weiß man, dass ruhige Atemtechniken auch tagsüber für Entspannung und Stressreduktion sorgen können. Sie haben sicherlich schon mal jemanden in einer Stressreduktion sagen hören: „Tief durchatmen!“. Wir wissen intuitiv, dass ruhiges und tiefes einatmen den Körper beruhigt und Stress abschaltet. Doch das Wissen müssen Sie richtig umsetzen können, um tatsächliche Entspannung zu erfahren.

Nicht nur der richtige Rhythmus und die Tiefe des Atmens sind entscheidend für eine gesunde Sauerstoffversorgung. Dabei spielt vor allem die Bauchatmung eine große Rolle. Auch andere Faktoren wie die Körperhaltung oder regelmäßige Bewegung sind von Bedeutung. Haben Sie sich eine gekrümmte Haltung angewöhnt oder sitzen oft angespannt am Schreibtisch, verhindert allein diese Körperhaltung eine tiefe Einatmung bis in den Bauchbereich. Eine ungesunde Haltung geht häufig mit einem Büroalltag einher, indem wenig Bewegung zum Ausgleich stattfindet. Daher ist körperliche Aktivität – bzw. ein Mangel davon – ebenfalls ein Faktor, der die Atmung in die eine oder andere Bahn lenken kann. Auch ein Mangel an frischer Luft sorgt für eine Unterversorgung. Woher soll Ihr Körper schließlich frischen Sauerstoff nehmen, wenn Sie sich permanent nur in geschlossenen schlecht belüfteten Räumen aufhalten? Frische Luft, am besten in einer natürlichen Umgebung, ist essentiell für eine gesunde Atmung. Nicht zu vernachlässigen ist außerdem das Einatmen durch die Nase anstatt durch den Mund. Wie bereits erwähnt wurde, filtert die Nase zahlreiche störende Stoffe, die sich in der Atemluft aufhalten können. Dadurch gelangen weniger schädliche Stoffe und Viren in unseren Organismus. Atmen Sie hingegen durch den Mund ein, lassen Sie viel mehr unerwünschte Substanzen in Ihren Körper. Auch die Nasenatmung funktioniert nicht immer automatisch. Aufgrund von Allergien, Stress oder schlechter Haltung gewöhnen sich viele Menschen schnell eine Mundatmung an. Die Mundatmung kann zudem den Mund-Rachen-Raum austrocknen und auf die Art für zusätzliche Unbequemlichkeiten sorgen.

Sie sehen also: Falschatmung kann zu zahlreichen körperlichen Problemen führen. Einige davon stellen sich akut ein, andere können chronisch werden. In jedem Fall bedeutet dies jedoch auch, dass die richtige Atmung wiederum für eine stabilere Gesundheit sorgen kann.

Atmung und die Psyche

Sicherlich kennen Sie Sprüche wie „Ich kriege ich keine Luft mehr“ oder „es schnürt mir die Kehle zu“ aus Situationen, in denen die Luft wörtlich gar nicht knapp wird. Die Aussage wird nur als Bildsprache verwendet – das Luft mit ins Spiel gebracht wird, hat dabei durchaus seinen Grund. Denn der Atem beeinflusst nicht nur unseren Körper, sondern auch unsere Psyche ungemein. Umgekehrt können psychische Schwierigkeiten tatsächlich das Gefühl hervorrufen, dass die Luft zum Atmen ausbleibt. Sind wir gestresst oder empfinden Angst, setzt unser Körper eine flache, schnelle Atmung ein. Die körperlichen Symptome wie Anspannung und Herz-Rhythmus-Veränderungen sind Ihnen bereits bekannt. Diese Symptome wiederum schlagen sich gemeinsam mit dem Atemrhythmus auf unsere Gefühle nieder. Der Körper erkennt die Angst- und Unsicherheitssymptome und denkt: Gefahr. Das wiederum beeinflusst die Atmung – und der Teufelskreis hat begonnen.

Verantwortlich für die Aktivitäten und Zusammenhänge ist der sogenannte Mandelkern im Gehirn (Amygdala in der

Fachsprache). Er sendet die Signale über die Nervenzellen zum Atemzentrum und steuert so die Tiefe der Atmung. Ob wir flach und schnell oder tief und friedlich atmen hängt also stark von unserem mentalen Zustand ab. Dies ist durchaus naturgewollt und einfach nachzuvollziehen: Angst deutet schließlich auf eine Gefahr hin. Dann muss das Gehirn alle Körperbereiche auf Fluchtmodus einstellen. Dieser Instinkt geht auch heute noch bei Tieren und einigen Menschen so weit, dass sie dazu in der Lage sind, durch ihre Atmung Artgenossen zu warnen. Besonders sichtbar ist dies beispielsweise bei Kaninchen und anderen sogenannten Fluchttieren: Das Atemmuster ist am ganzen Körper sichtbar. Ist die Atmung schnell und aufgeregt, sehen die Artgenossen daran: Gefahr ist in der Nähe. Ein ähnliches Phänomen kann auch bei Menschen, die sich sehr nahe stehen, beobachtet werden. So können Babys durch die regelmäßige Atmung ihrer Mutter beruhigt werden, wenn Sie in ihrem Arm gehalten werden. Andersherum nehmen Kinder das Atemmuster der Eltern auch in Stresssituationen (neben zahlreichen anderen körperlichen Signalen) bewusst oder unbewusst war. Deshalb fangen Babys oft an zu schreien oder weinen, wenn die Mutter nervös wird. Was in früheren Zeiten ein reiner Überlebensinstinkt war, ist heute aufgrund von Dauerstress und chronischen Ängsten ein Teufelskreis des hektischen Alltags. Ein Grund warum Menschen mit Panikattacken und Atemnotanfällen so schwer aus ihrem Kreis zu befreien sind, ist gerade dieser Teufelskreis aus Atmung und Emotionen. Wird die Luft tatsächlich knapp, reagiert der Körper sofort mit Angst und Stress. Er weiß: Der Organismus bekommt nicht so viel Luft, wie er sollte. Es ist absolut lebensnotwendig, mehr Sauerstoff zu bekommen. Das Problem: Die emotionalen Reaktionen versetzen die Atmung erst recht aus der Ruhe. Es wird nur noch schwerer, den Rhythmus wieder zu beruhigen. Im schlimmsten Fall erfahren die Patienten eine Verschlimmerung der Atemnot und damit wiederum des Angstzustandes. Den Kreislauf zu unterbrechen ist keine leichte Aufgabe. Wenn Sie schon mal einen großen Schrecken oder einen Schock erlebt haben, wissen Sie, dass sich auch das in der Atmung bemerkbar macht. Schock- und Schreckreaktionen verkrampfen während der Ausatmung die sogenannten Bronchiolen. Das sind kleine Verästelungen in den Bronchien. Gleichzeitig wird bei anhaltendem Zustand die Atemhäufigkeit verringert. Die körperlichen Folgen sind Schwindel, physische Schwäche und Benommenheit. Die psychischen Symptome sind Erstickungsangst, ein Gefühl des „Zuschnürens der Kehle“ und des Luftanhaltens. Sicherlich kennen Sie das Gefühl von kleineren Schreckmomenten. Sind Sie auch schon mal bei einem Film zusammengezuckt und hatten das Gefühl, dass Ihre Atmung für eine Sekunde aussetze? Genau dieses Phänomen wird hier beschrieben. Ist der Schreck nur von einer Sekunde, ist dies nicht weiter schlimm. Problematisch wird es, wenn der Schreck stärker ist oder dauerhaft. Dann scheint sich der Brustkorb zu verengen. Die Ausatmung fällt schwer, weil sich der Brustkorb verkrampft und die Angst steigt. Ähnliches geschieht bei einem Asthmaanfall. Manche Menschen steigern sich so sehr in die Angst hinein, dass sie bei Stress, Schreck und Angst in eine Hyperventilation verfallen. Tatsächlich sind über 95% der Hyperventilationsfälle psychischer Ursache. Nur in wenigen Fällen sind physische Faktoren wie Kalium- oder Magnesiummangel dafür verantwortlich. Ist die Atmung erstmal beruhigt, ist auch die akute Panik reduziert. Dies zeigt einmal öfter, wie stark sich

Psyche und Atmung beeinflussen. Das gleiche gilt für das bekannte Herzrasen in Angst- und Stresssituationen. Auch hier steigert sich die Psyche in eine Angst hinein, die sich auf den Körper auswirkt.

Sie sehen also: Für eine ruhige Atmung ist eine stabile Psyche wichtig und umgekehrt. Atemübungen können daher zu mehr innerlicher Ruhe und Stressreduktion verhelfen. Sie stabilisieren die Psyche, da der Körper einen Ruhezustand wahrnimmt. Panikattacken können akut behoben und die mentale Gesundheit langfristig und dauerhaft verbessert werden.

Zusammenfassung: Richtiges Atmen erhöht die Lebensqualität

Sie haben in diesem Kapitel gelernt, warum eine gesunde Atmung so wichtig ist. Sie sorgt für einen ausreichenden Sauerstofffluss in unserem Organismus und dadurch für eine gute Versorgung aller Körperzellen. Eine falsche Atmung – ob durch Stress, Haltung oder Krankheit ausgelöst – kann wiederum die Ursache für Mineralstoffmangel und eine Unterversorgung im Blut sein. Das wiederum kann zahlreiche Erkrankungen und Beschwerden zur Folge haben. Psychische und körperliche Beschwerden beeinflussen sich stets gegenseitig. Wer seinen Körper gesund und ruhig hält, schafft damit die optimale Basis für eine stabile Psyche. Andersherum kann es selbstverständlich enorm hilfreich sein, die Psyche zu stabilisieren, um körperliche Beschwerden zu reduzieren. Da die Atmung eine direkte Auswirkung auf Körper und geist hat, sind Atemtechniken einer der besten Wege und langfristig für mehr Gesundheit und Wohlbefinden zu sorgen.

ATEMÜBUNGEN UND WOZU SIE DIENEN

Sie wissen nun, dass die richtige Atmung wichtig für die körperliche und geistige Stabilität ist. Mit gezielten Atemübungen können Sie Ihre Atmung langfristig und kurzfristig verbessern. Sie steuern damit ihre Atmung gezielt in eine richtige Richtung. Regelmäßig trainiert stellt sich die richtige Atmung bald automatisch ein. Um die richtige Atmung zu lernen, gibt es Therapierformen wie die Atemtherapie und die Atemgymnastik. Dort lernen Patienten die Atemmuskulatur zu stärken und die Beweglichkeit der Lunge zu verbessern. Diese Therapien helfen auch in Fällen, in denen beispielsweise durch eine Krankheit oder ein traumatisches Ereignis die richtige Atmung verlernt wurde. Patienten solcher Therapien sind typischer Weise Menschen mit Atemwegserkrankungen, Sportler, Menschen mit Rückenproblemen und schlechten Haltungen und Menschen mit Angstzuständen und daraus resultierenden Atemproblemen. Das richtige Atmen kann Schleim lösen, Entzündungen vorbeugen und Lungenvolumen sowie Atemmuskulatur und -leistung verbessern. Atemübungen können Sie aber auch außerhalb einer kostspieligen Therapie lernen. Dafür gibt es zahlreiche Atemübungen, die Sie zuhause durchführen und trainieren können.

Atemübungen können in akuten Situationen eingesetzt werden, beispielsweise um einen Schock- und Schreckzustand zu lindern, um einer Panikattacke entgegen zu wirken oder um Angstsituationen zu erleichtern. Regelmäßig eingesetzt können sie außerdem dauerhaft den gesamten Gesundheitszustand verbessern. Auch wenn Sie derzeit selten akute Atemnot oder ähnliche Probleme erfahren, sind regelmäßige Atemübungen für sie geeignet. Sie reduzieren langfristig und nachhaltig den Stress und die innere Unruhe, die heutzutage die meisten Menschen mit sich umher tragen. Wie bereits erwähnt wurde, haben viele Menschen ohne sich dessen bewusst zu sein, die richtige Atmung verlernt oder abgewöhnt. Es benötigt regelmäßiges Üben und den Aufbau einer Routine, um sich die richtige Atmung – d.h. die Bauchatmung – wieder anzugewöhnen. Langfristig werden Sie weniger darauf achten müssen, bewusst richtig zu atmen. Die natürliche Bauchatmung stellt sich dann wieder als Routine ein. Überprüfen Sie dennoch regelmäßig Ihre Atmung und korrigieren Sie die Atemzüge, wenn Ihnen auffällt, dass Sie flach atmen. Unsere

Atmung kann im modernen Alltag leicht außer Ruhe geraten. Daher ist es besonders empfehlenswert, Atemübungen zu einem Teil des Alltags zu machen. Sie werden erstaunt sein, wie viel Sie über Ihre Atemzüge regulieren können.

ATEMÜBUNGEN IN DER PRAXIS

Kommen wir nun zur Praxis. Nachdem Sie die Theorie hinter den Atemtechniken gelernt haben, erhalten Sie in diesem Kapitel einige praktische Anleitungen. Die Übungen sind zunächst in solche für Einsteiger, Fortgeschrittene und Atem-Profis eingeteilt. Außerdem finden Sie verschiedene Übungen für diverse Situationen. Fangen Sie mit den Einsteiger-Übungen an und probieren Sie die anderen Übungen aus, sobald Sie sich damit etwas sicherer fühlen. Beachten Sie die Hinweise bei den Übungen, die angeben, welche Techniken besonders gut für Kinder oder sonstige Personengruppen geeignet sind.

Vorübung: Die eigene Atmung ertasten

Lernen Sie Ihre Atmung kennen. Setzen Sie sich für diese Vorübung aufrecht und bequem hin. Sie können auf dem Boden sitzen oder auf einem Stuhl – Hauptsache, Sie achten darauf, den Rücken gerade zu lassen. Legen Sie nun beide Hände sanft auf Ihren Brustkorb und beobachten Sie die Hände beim Atmen. Achten Sie darauf, wie sich Ihr Brustkorb hebt und senkt und wie sich die Hände mitbewegen. Es kann helfen, die Augen während der Übung zu schließen, sodass Sie sich voll und ganz auf die Bewegung in Ihrem Körper konzentrieren können. Versuchen Sie an dieser Stelle ganz normal zu atmen, so wie Sie es bis jetzt gewohnt sind. Beeinflussen Sie Ihre Atmung nicht – schließlich wollen Sie einen ehrlichen Einblick in Ihren bisherigen Rhythmus erhalten. Wandern Sie nach ein paar Atemzügen mit den Händen Richtung Bauchbereich. Verweilen Sie auch hier einige Minuten und fühlen Sie, wie sich der Bauch unter Ihren Händen bewegt. Können Sie etwas spüren? Nach einigen Atemzügen lassen Sie die Hände schließlich zu den unteren Rippen gleiten. Wie bewegen sich die Rippen bei Ihrer

Atmung? Während der Vollatmung sollten Sie in allen drei Bereichen deutliche Bewegung spüren können. Ist dies nicht der Fall, haben Sie sich die Vollatmung sehr wahrscheinlich abgewöhnt. Nehmen Sie ein paar tiefe Atemzüge und legen Sie die Hände wieder an den Brustkorb. Versuchen Sie nun bewusst ein paar Mal tief ein- und auszuatmen. Wandern Sie dabei erneut mit den Händen Richtung Bauch und Rippen. Spüren Sie einen Unterschied? Wenn Sie aufmerksam hinschauen, können Sie den Unterschied in der Bewegung auch sehen.

Einfache Übungen für Beginner

Für Einsteiger beginnen wir in diesem Kapitel mit einfachen Atemübungen. Sie finden diverse Übungen, die Sie in unterschiedlichen Situationen nutzen können. Darunter befinden sich beispielsweise Übungen zum Einschlafen oder zur Besserung der Aufmerksamkeit. Viele der Übungen können regelmäßig praktiziert werden, um eine generelle Besserung zu erfahren. Einige der Übungen eignen sich besonders gut für akute Stress- oder Unruhesituationen. Probieren Sie mehrere Übungen aus, um alle Techniken kennenzulernen.

Die einfache Mondatmung – eine leichte Übung zum Einschlafen

Eine einfache Atemübung zum Schlafen ist die sogenannte Mondatmung, die aus dem Yoga bekannt ist. Ihr Fachbegriff lautet „Chandra Bedhana". Bei der Mondatmung geht es darum, abwechselnd links und rechts auszuatmen. Für Beginner gibt es eine besonders leichte Variante, die sogenannte „einfache Mondatmung". Dabei wird ausschließlich durch das linke

Nasenloch ein- und ausgeatmet. Versuchen Sie diese Übung zuhause vor dem Einschlafen durchzuführen. Sie können dabei schon in Ihrem Bett sitzen.

Sie setzen sich bequem und aufrecht hin. Achten Sie darauf, den Rücken möglichst gerade zu lassen. Schließen Sie zur besseren Entspannung die Augen. Nehmen Sie die rechte Hand und rollen Sie den Zeige- und den Mittelfinger ein. Daumen, Ringfinger und kleiner Finger bleiben gestreckt. Diese Position nennt man auch Vishnu-Madra. Verschließen Sie nun mit dem Daumen das rechte Nasenloch und lassen Sie die Hand weiterhin im Vishnu-Madra. Nun atmen Sie möglichst sanft und gleichmäßig über das linke Nasenloch ein. Zählen Sie dabei langsam innerlich bis vier. Atmen Sie anschließend langsam und gleichmäßig durch das linke Nasenloch wieder aus. Zählen Sie dabei innerlich bis acht. Atmen Sie auf diese Weise mindestens eine Minute lang gleichmäßig ein und aus. Sie können die Atemübung mehrere Minuten lang durchführen, so lange, wie es sich gut anfühlt oder bis Sie sich ruhiger fühlen. Diese Übung wird bei Schlaflosigkeit, aber auch bei Unruhe und Nervosität empfohlen.

Hinweis: Auch Kinder können die einfache Mondatmung durchführen. Am besten üben Sie mit Ihrem Kind gemeinsam vor dessen Schlafenszeit. Wird die Übung gemeinsam praktiziert, können Sie vermeiden, dass sich Fehler einschleichen. Außerdem ist Ihr Kind wahrscheinlich motivierter, wenn Sie gemeinsam üben.

Atemzüge zählen vor dem Einschlafen

Sie liegen abends noch lange wach im Bett, die Gedanken kreisen umher und lassen Sie keine Ruhe finden – obwohl Sie müde sind? Dann kann das Atemzüge-zählen eine gute Möglichkeit sein, beim Einschlafen zu helfen. Bei dieser Übung lenken Sie Ihre Aufmerksamkeit ganz auf den Atem. Sie beruhigen die Atmung und lenken sich gleichzeitig von den störenden Gedanken ab. Und so einfach geht diese Übung:

Sorgen Sie dafür, dass Sie in einer bequemen Position liegen. Sie sollten entspannt , warm und gemütlich sein, so dass Sie jeden Moment einschlafen könnten. Beruhigen Sie Ihren Körper und

Ihre Atmung indem Sie ein paar tiefe Atemzüge nehmen. Versuchen Sie möglichst tief in den bauchraum einzuatmen. Lassen Sie die Atmung dann gleichmäßig weiter gehen, möglichst ruhig und friedlich. Beginnen Sie nun die Atemzüge zu zählen. Ein Atemzug bedeutet einmal ein- und einmal ausatmen. Zählen Sie bis neun und beginnen Sie dann wieder bei eins. Versuchen Sie störende Gedanken sacht beiseite zu schieben und den Fokus immer wieder auf den Atem, die Bewegung in der Bauchdecke und das Zählen zu lenken. Vielleicht erinnert Sie diese Übung an das berühmte Schäfchen-zählen, mit dem Kinder ins Bett gebracht werden sollen. Tatsächlich haben beide Übungen Gemeinsamkeiten und einen ähnlichen Effekt: Sie lenken den Fokus auf das Zählen und sorgen für eine ruhige Atmung. Die ruhige Atmung hat den Effekt den Herzschlag zu normalisieren und das Nervensystem wieder ins Gleichgewicht zu bringen. Gepaart mit der veränderten Aufmerksamkeit ist diese Übung eine optimale Einschlafhilfe. Sie können sie so lange durchführen, bis Sie sich ruhiger fühlen oder bis Sie eingeschlafen sind.

Duftatmen zur Stärkung von Konzentration und zur Anregung des Gehirns

Das sogenannte Duftatmen ist eine Atemtechnik, die durch eine Verbesserung der Durchblutung im Gehirn anregend wirkt. Dadurch fördert sie die Konzentration und Aufmerksamkeit. Die Übung ist ebenso simpel wie wirksam: Fassen Sie mit Daumen und Zeigefinger einer Hand oben an die Nasenwurzel. Streichen Sie dann mit beiden Fingern langsam über den Nasenrücken bis zur Nasenspitze. Dabei sollten Sie einen starken, aber nicht unangenehmen Druck mit den Fingern ausüben. Wiederholen Sie die Bewegung mehrfach (mindestens fünf bis zehn Mal). Achten Sie darauf, langsam und gleichmäßig zu streichen. Nachdem Sie die Bewegung mehrfach wiederholt haben, machen Sie eine kurze Pause. Lassen Sie Arme und Hände locker am Körper hängen. Atmen Sie nun bewusst ein und tun Sie dabei so, als würden Sie einen Duft erschnuppern wollen. Nehmen Sie fünf bis zehn intensiver Atemzüge und beobachten Sie dabei, wie sich die Luft den Nasenrücken entlang schleicht. Das Schließen der Augen kann das entstehende Gefühl intensivieren. Sie können diese Übung im Stehen oder Sitzen durchführen.

Fingeratmen zur Vertiefung – erwecken Sie neue Lebensenergie

Das sogenannte Fingeratmen vertieft Ihre Atemzüge und weckt neue Energien. Diese Übung hilft auch bei Aufmerksamkeits- und Konzentrationsschwäche oder zunehmender Müdigkeit im Laufe des Tages. Setzen Sie sich für die Atemtechnik entspannt, aber aufrecht hin. Drücken Sie alle Fingerkuppen Ihrer beiden Hände einander und atmen Sie zehn Mal tief ein und aus. Dabei sollen nicht nur die Fingerspitzen, sondern die ganzen Kuppen aneinander gedrückt werden. Der Druck soll mittelstark sein – nicht zu sacht, aber auch nicht unangenehm. Versuchen Sie dabei möglichst tief ein- und auszuatmen und sich auf den Druck in den Fingern zu konzentrieren. Diese Übung können Sie bestens in einer sehr kurzen Pause während der Arbeit einlegen, wenn Sie merken, dass Ihre Konzentration oder Energie nachlässt.

Stoßatmung zur akuten Beruhigung und zur allgemeinen Entspannung

Unter Anspannung oder aufgrund von Ängsten flacht die Atmung automatisch ab. Dadurch gelangt weniger Sauerstoff in den Körper, was wiederum zu einer Muskelanspannung führt. Die psychische Belastung schlägt sich auf die Art schnell auf den Körper nieder und sorgt für eine physische Anspannung und Unruhe. Stoßartiges Ausatmen kann die Atmung wieder in eine tiefere Bahn lenken, sodass der Körper besser mit Sauerstoff versorgt werden kann. Dadurch lösen sich auch die physischen Anspannungen wieder. Setzen Sie sich für diese Übung aufrecht hin und legen Sie eine Hand flach auf den Bauch. Die andere Hand legen Sie flach auf die Brust. Nehmen Sie nun einen möglichst tiefen Atemzug (idealer Weise durch die Nase) und zählen Sie dabei bis fünf. So stellen Sie sicher, dass Sie lang genug einatmen. Unter akutem Stress sind tiefe Atemzüge oftmals schwierig. Klappt es beim ersten Mal nicht sofort so lang, versuchen Sie sich weiter zu beruhigen und atmen Sie so lange wie möglich ein. Nachdem Sie langsam eingeatmet haben, atmen

Sie fünf Mal nacheinander stoßartig durch den Mund aus. Dabei pusten Sie die Atemluft in heftigen Stößen aus dem Mund heraus. Wiederholen Sie diese Übung mehrfach hintereinander, mindestens sieben bis zehn Mal. Das ruckartige Ausatmen ist übrigens auch eine gute Übung bei Ärger und Frustration. Die stoßartige Ausatmung sorgt dafür, dass Stress abgebaut werden kann und Sie sich wörtlich wie sprichwörtlich „Luft machen" können.

Die Lunge aufpumpen: Atmen in Stresssituationen, vor Herausforderungen und gegen Anspannung

Auch in akuten Sorgensituationen beginnt der Organismus mit der flachen Atmung. Das sogenannte Aufpumpen der Lunge kann dem entgegen wirken und ist eine gute Technik für akute Situationen. Setzen Sie sich dafür möglichst gerade hin. Nehmen Sie einen tiefen Atemzug und zählen Sie langsam bis zwei. Halten Sie nun die Luft an und zählen Sie dabei erneut bis zwei. Atmen Sie anschließend wieder aus, abermals bis zwei zählend. Nach dem Ausatmen halten Sie die Luft erneut für zwei Sekunden an. Anschließend wiederholen Sie den Vorgang mehrfach. Nach fünf bis zehn Wiederholungen schließen Sie die Übung mit ein paar langen, ruhigen Atemzüge ab (ohne dabei zu zählen). Atmen Sie so gleichmäßig und friedlich wie möglich. Fühlen Sie sich noch nicht entspannter, können Sie die gesamte Übung noch ein oder zwei Mal wiederholen (inklusive der abschließenden Atemzüge). Die Übung sorgt dafür, dass die Lunge ordentlich mit Luft versorgt wird und kann aufgrund der Gleichmäßigkeit gezielt Stress entgegen wirken.

Der Kutschersitz – eine einfache Hilfe bei Luftnot

Der Kutschersitz ist eine Haltung, die Ihnen dabei helfen wird, Luft zu bekommen. In akuten Situationen kann diese Sitzposition sofortige Besserung herbei führen. Und so geht der Kutschersitz: Setzen Sie sich möglichst gerade auf einen Stuhl. Beugen Sie sich nun langsam nach vorne und stützen Sie sich mit den Ellenbogen auf den Knien ab. Alternativ können Sie sich auch mit den Händen abstützen. Bleiben Sie im Kutschersitz sitzen und nehmen Sie ein paar tiefe Atemzüge. So stabilisieren Sie die Brustmuskulatur und verbessern die Atmung. Lösen Sie die Sitzposition, wenn Sie merken, dass sich die Atmung beruhigt und Sie wieder das Gefühl haben, ausreichend Luft zu bekommen. Den Kutschersitz können Sie schon Kindern beibringen. Es ist keinerlei weitere Technik notwendig – schon die Sitzposition alleine kann die Atmung effektiv unterstützen.

Atemübungen für Fortgeschrittene

Haben Sie sich mit den ersten Atemtechniken vertraut gemacht? Dann lesen Sie hier weiter und lernen Sie neue Atemtechniken für Fortgeschrittene. Auch in diesem Kapitel erwarten Sie verschiedene Übungen für unterschiedliche Situationen und Umstände.

Die Mondatmung – eine Übung zum Einschlafen

Sie kennen bereits die einfache Mondatmung für Beginner. In diesem Kapitel lernen Sie die Mondatmung für Fortgeschrittene kennen. So geht es:

Beginnen Sie wie bei der einfachen Mondatmung mit der rechten Hand im Vishnu-Madra. Führen Sie die nächsten Schritte ebenfalls wie bei der einfachen Mondatmung durch: Verschließen Sie das rechte Nasenloch und atmen Sie sanft durch das linke ein. Legen Sie nun den Ringfinger der rechten Hand über das linke Nasenloch. Die anderen Finger bleiben wie gehabt. Halten Sie beide Löcher geschlossen und zählen Sie langsam bis acht. So legen Sie eine Atempause ein. Danach öffnen Sie das rechte Nasenloch indem Sie den Daumen abheben und atmen langsam durch dieses Loch aus. Zählen Sie dabei langsam bis acht. Wiederholen Sie diesen Vorgang mindestens sieben und bis zu 14 Mal. Genau wie die einfache Mondatmung hilft diese Technik bei Unruhe, Schlaflosigkeit und Nervosität.

Brust- und Bauchatmung im Wechsel – der „Brain Boost"

Die abwechselnde Brust- und Bauchatmung gilt als sogenannter „Brain Boost", d.h. ein echter Gehirn-Wachmacher. Diese Übung ist bestens zur Förderung von Konzentration und Aufmerksamkeit geeignet. Sie können Sie auch dann anwenden, wenn Sie das Gefühl haben, müde oder nachlässig zu werden.

Setzen Sie sich für die Übung gerade hin oder bleiben Sie aufrecht stehen. Schließen Sie die Augen und nehmen Sie drei tiefe Bauchatemzüge. Versuchen Sie so tief wie Sie nur können in den Bauch zu atmen. Probieren Sie gerne auch mit jedem Atemzug noch ein wenig tiefer zu atmen. Nach drei Atemzügen atmen Sie in den Brustkorb ein und aus. Dabei atmen Sie nicht mehr so tief und konzentrieren sich darauf, ausschließlich den Brustbereich mit Luft zu befüllen. Spüren Sie, wie sich der Brustkorb unter Ihrer Atmung weitet. Anschließend beginnen Sie wieder bei der Bauchatmung. Sie können bei dieser Übung beliebig viele Wiederholungen vornehmen. Ideal sind für den Beginn wenigstens drei bis fünf. Achten Sie darauf, wie sich Ihr Körper und Geist mit der Übung fühlen. Wenn Sie das Gefühl bekommen, ruhig zu werden, haben Sie eine gute Anzahl von Wiederholungen gefunden. Beende Sie die Übung, indem Sie noch drei Mal in Ihrem normalen Rhythmus ein- und ausatmen.

Bienensummen zur Entspannung

Das sogenannte Bienensummen ist eine Atemübung aus dem Yoga. Der ursprüngliche Name dort lautet „Bhramarin". Bei dieser Übung summen Sie – wie der Name schon verrät – mit den Lippen wie eine Biene, während Sie atmen. Dadurch entsteht eine Vibration, die bis zu den Resonanzräumen von Kopf, Nacken und Brust sorgt. Dort sorgt sie für eine Verbesserung der Durchblutung und damit für Entspannung.

Setzen Sie sich für die Übung aufrecht hin und verschließen Sie beide Ohren mit Ihren Daumen. Die restlichen Finger können entweder entspannt bleiben oder den Kopf sacht umschließen. Atem Sie zunächst wie gewohnt weiter und beobachten Sie Ihre Atemzüge. Versuchen Sie zu erkennen, ob Sie schnell und unruhig atmen und wie lange Sie ungefähr für einem Atemzug benötigen. Verändern Sie Ihre Atmung zunächst jedoch nicht. Nach ein paar Atemzügen fangen Sie an, beim Ausatmen mit den Lippen wie eine Biene zu summen. Ihre Lippen bleiben dabei möglichst geschlossen, sodass Luft nur durch einen dünnen Spalt entweichen kann und eine Lippenvibration entsteht. Die Bewegung kann sich anfangs etwas ungewöhnlich anfühlen, doch Sie werden sich nach wenigen Atemzügen daran gewöhnen. Zu Beginn kann es helfen, sich vorzustellen, Sie würden Trompete spielen. Atem Sie summend mehrere Male ein und aus (wobei Sie nur während der Ausatmung summen). Nach etwa fünf bis zehn Wiederholungen können Sie spüren, ob Sie sich ruhiger und entspannter fühlen. Andernfalls können Sie die Übung nochmals wiederholen. Richtig durchgeführt kann das Bienensummen eine Beruhigung in Körper und Geist hervorrufen. Der Atem beruhigt sich und die Vibration sorgt für wohliges Entspannen der Muskeln im Körper.

Die 4-7-11-Methode zur Entspannung, gegen Stress und akute Ängste

Die 4-7-11-Methode ist eine Atemtechnik zur Entspannung, zur Reduzierung von Stress und Ängsten. Auch bei regelmäßigen Einschlafproblemen soll diese Methode wirksam sein. Das Prinzip ist recht simpel: Vier Sekunden lang atmen Sie ein, sieben Sekunden lang atmen Sie aus – das ganze wiederholen Sie für mindestens elf Minuten. Durch das langsame und kontrollierte Atmen über einen gewissen Zeitraum soll der Körper beruhigt werden. Die sogenannte entschleunigte Atmung sorgt dafür, dass sich der Körper dem Schlafmodus annähert. Er wird in einen Ruhezustand gefahren und bekommt so Gelegenheit, sich zu erholen. Setzen Sie sich für diese Übung aufrecht hin und versuchen Sie nach dem 4-7-11-Prinzip zu atmen. Sollte es Ihnen anfangs nicht sofort gelingen, die exakte Zeit einzuhalten, versuchen Sie sich so sehr anzunähern wie möglich. Besonders wichtig ist dabei, dass die Ausatmung einige Sekunden länger dauert als die Einatmung. Empfohlen werden außerdem mindestens elf Minuten, da der Körper so Gelegenheit bekommt, sich richtig tief in den Ruhemodus hineinzuversetzen. Haben Sie aus wichtigen Gründen keine Zeit, die elf Minuten durchzuziehen, können Sie auch mit weniger Minuten anfangen. Versuchen Sie sich in dem Fall jedoch zu steigern bzw. die kürzere Dauer nicht zur Gewohnheit zu machen. Idealerweise gewöhnen Sie sich eine regelmäßige Atemroutine von elf bis 15 Minuten (oder mehr) an. Sie können diese Übung mehrfach am Tag durchführen und zu jeder Tages- und Nachtzeit. Daher lässt sich diese Pause bestens in den Alltag integrieren. Versuchen Sie möglichst gleichmäßig zu atmen. Anders als bei vielen anderen Übungen soll bei der 4-7-11-Methode gerade darauf geachtet werden, keine Atempause einzulegen. Atempausen können dafür sorgen, dass die Konzentrationsbereitschaft im Körper steigt (da die Luft angehalten wird) und somit das vollständige Einstellen des Ruhemodus verhindern.

Die Lippenbremse zur Besserung der Atmung bei Luftnot

Eine weitere Übung im akuten Fall der Luftnot ist die sogenannte Lippenbremse. Dabei pressen Sie die Lippen sanft zusammen. Atmen Sie ruhig durch die Nase ein und durch die zusammengepressten Lippen wieder aus. Lassen Sie dabei nur die Lippensitze geöffnet. Stellen Sie sich vor, Sie würden gegen einen

Widerstand ausatmen. Normalerweise lässt der Unterdruck in der Lunge bei der Ausatmung nach. Durch die Lippenbremse bleibt die Lunge trotz des nachlassenden Unterdrucks geweitet. Dadurch staut sich die Luft, die ausgeatmet werden soll leicht und hält die Bronchien offen. Durch die Weitung der Atemwege wird die Lunge gründlich entleert und kann im Anschluss besser mit frischer Atemluft versorgt werden. Auf die Art unterstützt die Lippenbremse bei akuter Luft die Atmung.

Die Lippenbremse kann übrigens mit mehreren unterstützenden Haltungen kombiniert werden. Besonders bekannt ist beispielsweise die Torwarthaltung. Dabei gehen Sie breitbeinig leicht in die Knie, beugen den Oberkörper leicht vor und stützen ihn mit den Händen auf den Oberschenkeln ab. Die Arme sind nun gestreckt, sodass Sie sich voll auf den Oberschenkeln stützen. Der Bauch muss frei sein. Diese Position ähnelt der eines Torwarts, der wachsam den Ball im Spiel beobachtet. Sie haben die Position sicherlich schon oft gesehen, denn viele Menschen nehmen Sie nach Anstrengung automatisch an. Achten Sie mal darauf, wie oft Ihre Mitmenschen sich nach einem anstrengenden Workout oder harter körperlicher Arbeit so neue Luft verschaffen. Haben Sie die Position eingenommen, atmen Sie wie beschrieben durch die Lippenbremse aus. Eine andere Position ist das Armabstützen für die Entlastung im Stehen. Lehnen Sie dabei einfach Ihre Arme an eine Wand oder auf einen Vorsprung und nehmen Sie die Belastung aus dem Schulterbereich. Lehnen Sie sich auf und sorgen Sie dafür, dass der Bauch frei ist. Sie können gerne auch den Kopf auf den die angelehnten Arme legen. Atmen Sie dann tief in den Bauch ein und durch die Lippenbremse aus. Diese Körperhaltungen in Kombination mit der Lippenbremse sind auch für Kinder geeignet. Beide Haltungen werden oft natürlicherweise eingenommen, um Luftnot entgegen zu wirken. Kinder werden sie daher sehr wahrscheinlich nicht als kompliziert empfinden, sondern als sehr nachvollziehbar.

Atemübungen für Atemprofis

In diesem Kapitel lernen Sie Atemübungen kennen, die sich für alle eignen, die besonders viel Erfahrungen gesammelt haben. Haben Sie sich mit den oberen zwei Kategorien bereits vertraut gemacht? Dann lesen Sie weiter!

Die 4-7-8-Technik zur Entspannung und gegen Schlafprobleme

Die sogenannte 4-7-8-Methode ist eine Technik zur Entspannung und als Hilfe bei Einschlafproblemen. Sie beinhaltet folgendes Prinzip: 4 Sekunden einatmen, 7 Sekunden Luft anhalten, 8 Sekunden ausatmen. Diese Methode ist heutzutage sehr bekannt, da viele Menschen schnelle Erfolge mit ihr verzeichnen. Viele Menschen schlafen mit Hilfe dieser Technik sogar innerhalb von einer bis zu wenigen Minuten ein.

Die Erfolg beruht wahrscheinlich darauf, dass diese Atemtechnik den Blutdruck regulieren kann. So können auch Ängste und Panikattacken gelindert werden. Stress und Ängste, die Sie sonst nachts wach halten würden, beruhigen sich, sodass Sie einschlafen können. Entwickelt wurde die 4-7-8-Methode von dem US-Arzt Dr. Andrew Weil, der vor allem für seine Arbeit in der Schlafforschung bekannt ist. Ihr Ursprung lässt sich allerdings schon in alten Yoga-Praktiken finden. Die Übung lässt sich in jeder beliebigen Position durchführen: Sitzend, liegend und sogar stehend, wenn Sie dies bevorzugen. Achten Sie beim Sitzen und Stehen jedoch darauf, dass der Rücken gerade bleibt. So haben die Atemorgane ausreichend Platz für die Bewegung. Ob Sie dabei auf dem Boden, einem Stuhl oder einem Meditationskissen sitzen ist völlig irrelevant.

Sobald Sie eine bequeme und gerade Position gefunden haben, beginnen Sie mit den folgenden Schritten: Platzieren Sie zunächst die Zungenspitze hinter die oberen Schneidezähne. Sie sollte am Zahnfleisch anliegen. Dort verbleibt die Zungenspitze während der gesamten Übung. Wenn Sie möchten, können Sie zur stärkeren Konzentration noch die Augen schließen. Dieser Schritt ist allerdings optional. Atmen Sie nun einmal tief ein und aus, um die Lungen zu entleeren. Nehmen Sie einen zweiten Atemzug durch die Nase und zählen Sie dabei bis vier. Dann halten Sie die Luft an und zählen dabei bis sieben. Anschließend atmen Sie durch den Mund aus und zählen dabei bis acht. Achten Sie darauf, dass sich Ihre Zungenspitze auch beim geöffneten Mund nicht bewegt. Versuchen Sie so langsam zu zählen, dass eine Zahl jeweils eine Sekunde lang ist. Sprich: Sie atmen vier Sekunden lang ein, halten die Luft für sieben Sekunden lang an und atmen acht Sekunden lang aus. Ist Ihnen das zu langsam, bzw. gelingt es Ihnen nicht so lange die Luft anzuhalten, können Sie auch schneller zählen. Versuchen Sie jedoch den Rhythmus von 4-7-8 beizubehalten. Sobald Sie etwas mehr Übung haben, wird Ihnen auch das langsamere Zählen gelingen.

Idealerweise wiederholen Sie den Rhythmus zu Beginn vier Mal. Wenn sich die Atmung für Sie gut anfühlt und Sie ein wenig mehr Übung haben, können Sie mehr Wiederholungen hinzufügen. Der Begründer dieser Technik Dr. Weil empfiehlt zudem, die Übung täglich, jeweils am Morgen und am Abend, durchzuführen. Für vier Wiederholungen werden Sie kaum zwei bis drei Minuten brauchen. Daher lässt sich die Übung bestens in den Alltag integrieren.

Atemzüge intensivieren – zur Besserung von Konzentration und Aufmerksamkeit

Intensivieren Sie Ihre Atemzüge, um Konzentration und Aufmerksamkeit zu verbessern. Diese Übung ist auch für unterwegs geeignet und sorgt dafür, dass Sie den Fokus stärken und aufmerksam bleiben können. Sie ist auch direkt vor einer Herausforderung gut geeignet, beispielsweise vor der Teilnahme an einem Wettbewerb oder vor einer Präsentation.

Das bewusste Intensivieren der Atemzüge bedeutet, dass Sie mit jedem Atemzug etwas tiefer, etwas intensiver ein- und ausatmen. Das geht vor allem über die Länge der Atemzüge. Zählen Sie bei Ihrem ersten Atemzug bis drei – jeweils beim ein- und ausatmen. Beim nächsten Atemzug zählen Sie jeweils bis vier. Beim dritten zählen Sie bis fünf, usw. Das langsame Steigern hilft gleichzeitig den Körper zu beruhigen und bringt ihn sanft in einen besseren Rhythmus. Die Übung eignet sich auch deshalb so gut für unterwegs, weil Sie das Zählen mit Ihrem Schritttempo verbinden können. Sie zählen beispielsweise drei Schritte lang beim Einatmen und atmen über drei weitere Schritte aus. So fällt Ihr Körper in einen gleichmäßigen Rhythmus. Wenn Sie sich auf dem Weg zu einem wichtigen Termin beruhigen und neu fokussieren wollen, ist diese Übung also ideal. Haben Sie mit dieser Übung etwas Erfahrung gesammelt, können Sie den Effekt durch längeres Ausatmen verbessern. Zählen Sie beispielsweise zu Beginn beim Einatmen bis drei und beim Ausatmen bis vier oder fünf. Intensivieren Sie die Atemzüge dann wie beschrieben.

Die Schnellatmung für eine gute Gesundheit

Die sogenannte Schnellatmung versetzt Ihre Atmung in einen neuen Rhythmus. Sie eignet sich daher besser, wenn Sie bereits ein wenig Erfahrung mit Atemübungen haben. Diese Atemtechnik dient in erster Linie der Stärkung des Zwerchfells und damit auch der Erhöhung des Blutsauerstoffgehaltes. Das stärkt die körperliche Gesundheit. Setzen Sie sich für diese Übung aufrecht hin – ideal ist hier der Schneidersitz. Alternativ können Sie auch auf einem Stuhl sitzen. Atmen Sie nun schnell durch die Nase ein und aus. Im Gegensatz zu vielen anderen Übungen kommt es hier gerade nicht auf eine ruhige Atmung an. Das Einatmen und Ausatmen sollte jeweils weniger als eine Sekunde dauern. Ideal sind eine Viertelsekunde bis zu einer halben Sekunden. Das

Einatmen sollte dabei sogar langsamer sein, als das Ausatmen – am besten doppelt so lang. Auch in diesem Punkt unterschiedet sich die Technik von vielen anderen. Achten Sie darauf, beim Ausatmen die Luft wirklich intensiv aus Ihrem Körper zu pressen und ziehen Sie den Bauch ein. Diese Bewegung ist beim Ausatmen eher ungewohnt, verstärkt jedoch den Effekt. Beim Einatmen können Sie den Bauch locker lassen. Beginnen Sie mit 20 bis 30 Atemzügen und beenden Sie dann die Übung. Sobald Sie mehr Übung haben, können Sie die Wiederholungen verlängern. Geübte Menschen können auf diese Weise gerne bis zu 100 Atemzüge nehmen. Überfordern Sie Ihren Körper aber nicht und achten Sie darauf, was sich für Sie gut anfühlt.

Die Wim Hof Methode zur Förderung von Gesundheit und mentalen Stärke

Die Wim-Hof-Atemübung ist nach einem Niederländer mit gleichem Namen benannt worden und stellt eine Technik dar, die sowohl die psychische als auch die physische Gesundheit stärken soll. Wim Hof ist aufgrund seiner zahlreichen Rekorde und extremen physischen Leistungen auch als „Ice Man“ bekannt. Vor allem sein Rekord länger als jemals ein Mensch zuvor in einem Eisbad auszuhalten verlieh ihm diesen Namen. Er selber führt seine mehr als 20 Rekorde und seine allgemeine körperliche und mentale Stärke vor allem auf seine spezielle Atemtechnik zurück. Erfunden wurde sie allerdings nicht von Wim Hof selbst, sondern basiert vielmehr auf der jahrhundertealten Tummo-Meditation aus dem Buddhismus. Wim Hof machte die Atemübung jedoch im westlichen Raum bekannt und sorgte dafür, dass sich auch die Wissenschaft mehr damit beschäftigte (und erste positive Effekte bestätigen konnte). Die Wim Hof Methode wird in drei Phasen durchgeführt. Und so geht es:

Setzen Sie sich an einen möglichst ruhigen, ungestörten Ort. Versuchen Sie möglichst bequem, aber aufrecht zu sitzen. Zu Beginn kann es leichter sein, die Übung liegend durchzuführen. Atmen Sie nun zügig und durch den Mund 30 bis 40 Mal ein und aus. Trotz der Zügigkeit sollten Sie versuchen, möglichst tief ein- und auszuatmen. Versuchen Sie beim Einatmen zuerst den Bauch, dann den Brustkorb anzuheben. Beim Ausatmen sollten Sie Bauch und Brustkorb möglichst zeitgleich senken. Zwischen den einzelnen Atemzügen (d.h. zwischen Ausatmung und nächster Einatmung) sollten kaum Pausen entstehen. Diese erste Atemphase kann anfangs sehr ungewöhnlich sein. Stressen Sie sich nicht, wenn die genaue Technik anstrengend ist oder die Koordination mehr Konzentration erfordert. Sie werden sich nach einigen Malen daran gewöhnen. Es ist völlig normal, dass es anfangs etwas mehr Aufmerksamkeit und Anstrengung erfordert. Wichtig ist, dass Sie sich nicht verunsichern lassen. Gelingt es Ihnen nicht, 40 Mal durchzuhalten, hören Sie etwas früher auf und steigern sich beim nächsten Mal. Wenn Sie einen Fehler im Rhythmus haben, atmen Sie weiter, bleiben Sie ruhig und versuchen Sie den Rhythmus beim nächsten Atemzug wieder aufzunehmen.

Haben Sie 30 bis 40 Mal auf diese Art eingeatmet (oder so lange, wie Sie geschafft haben), beginnt die zweite Phase dieser Technik. Atmen Sie nochmals vollständig und lang aus. Dann halten Sie den Atem solange an, bis es sich nicht mehr gut anfühlt. Im ersten Moment kann der Körper auf das abrupte Luftanhalten mit Symptomen wie einem Kribbeln in Händen und Füßen und einer veränderten Körpertemperatur reagieren. Möglicherweise spüren Sie auch einen erhöhten Herzschlag, der auch durch das schnelle

Atmen zuvor begünstigt werden kann. Geben Sie sich diesem Gefühl voll und ganz hin und versuchen Sie intensiv alles zu spüren, was in Ihrem Körper vor sich geht. Manchen Menschen hilft es, für diesen Moment (oder für die gesamte Übung) die Augen zu schließen. Oftmals werden innere Empfindungen dabei noch intensiver wahrgenommen. Sobald Sie die den starken Drang verspüren, einzuatmen, geben Sie ihm nach. Es geht nicht darum, besonders lange die Luft anzuhalten. Vielmehr ist die gesamte Erfahrung und das intensive Wahrnehmen wichtig.

Haben Sie dem Drang, einzuatmen nachgegeben, beginnt die dritte Phase. Sie beginnt mit einer kräftigen und tiefen Einatmung. Im Anschluss halten Sie die Luft abermals an, dieses Mal für möglichst 15 Sekunden. Atmen Sie wieder kräftig aus und wiederholen Sie den Vorgang mindestens zwei Mal. Idealerweise wiederholen Sie die Atemzüge inklusive Pause bis zu vier Mal. Damit ist die letzte Phase abgeschlossen. Wenn Sie die Übung im liegen durchgeführt haben, sollten Sie sich im Anschluss nochmal gerade hinsetzen. Korrigieren Sie Ihre Haltung, bis Sie gerade sitzen und lassen Sie Ihren Atem zu seinem normalen Rhythmus zurückkehren. Es kann wenige

Minuten dauern, bis Sie das Gefühl haben, Ihr Atem ist wieder ganz ruhig und normal. Versuchen Sie solange ruhig sitzen zu bleiben, bis Sie zu Ihrem normalen Tempo zurückgekehrt sind und stehen Sie erst danach auf.

Diese Atemtechnik ist mittlerweile so verbreitet, dass es online zahlreiche Videos und Apps gibt, die eine geführte Übung anbieten. Das Prinzip dieser Übung beruht auf dem Grundprinzip der Hyperventilation. Die schnellen und tiefen Atemzüge reichern das Blut mit mehr Sauerstoff an, als normale Atemzüge. Gleichzeitig sinkt der Kohlendioxidgehalt merklich. Wie bei unabsichtlicher Hyperventilation kann es daher zu Symptomen wie dem Kribbeln, im schlimmsten Fall sogar zu Schwindel kommen. Während Kribbeln in Händen und Füßen normal ist, sollten Sie die Übung abbrechen, sofern Sie Schwindel oder starkes Unwohlsein verspüren. Sofern Sie keine körperlichen Vorerkrankungen haben und die Übung richtig durchführen, ist das Risiko nicht allzu hoch. Diese Nebenwirkungen sind auch ein Grund dafür, dass sich die Übung besser für all diejenigen eignet, die bereits erste Erfahrungen mit Atemübungen gesammelt haben. Auch wenn

Sie abbrechen mussten, heißt das nicht, dass sich die Übung gar nicht für Sie eignet. Ein Unwohlsein kann auch durch die Tagesverfassung, erhöhten Stress oder fehlende Erfahrung begünstigt werden. Lassen Sie Ihren Atem zu seinem normalen Rhythmus zurückkehren und probieren Sie die Übung zwei Tage später erneut aus. Sollten Sie nicht viel Erfahrung mit Atemtechniken haben, ist es empfehlenswert, die Übung erst wieder auszuprobieren, wenn Sie mehr Übung mit anderen Techniken haben. Tritt Schwindel auch nach mehrfachen Versuchen immer wieder auf, sollten Sie mit einem Arzt über die Symptome sprechen.

Wim Hof schwört auf diese Methode und gibt an, dadurch sogar sein Immunsystem gestärkt zu haben. Dies sei ein Grund dafür, dass er so gut wie nie krank werden würde. Ob die Wim Hof Methode tatsächlich das Immunsystem stärkt und so Krankheisterreger besser abgewehrt werden können, konnte wissenschaftlich noch nicht nachgewiesen werden. Fakt ist jedoch, dass eine gute Atmung maßgeblichen Einfluss auf die körperliche und psychische Gesund hat. Daher ist es durchaus denkbar, dass sich die Wim Hof Methode positiv auf den gesamten Organismus und die Vorbeugung von Krankheiten auswirken kann. Eine stabile mentale Gesundheit kann sich tatsächlich auch positiv auf das Immunsystem auswirken.

Kontaktatmung bei Luftnot und Panik

Die sogenannte Kontaktatmung ist eine wirkungsvolle Technik bei Luftnot. Sie eignet sich insbesondere dann, wenn Sie aufgrund der Atemnot oder im Zusammenhang mit ihr Angstzustände und Panikattacken bekommen. Die Kontaktatmung sorgt dafür, dass Sie den Fokus ausschließlich auf Ihren Atem richten und so den Körper und Geist beruhigen. Diese Technik wird außerdem im Zusammenhang mit Lungenerkrankungen eingesetzt. Sie fördert die bewusste Atemlenkung und dient damit dem Gefühl, die eigenen Atmung vollkommen im Griff zu haben. Das schafft Sicherheit und Stabilität. Und so funktioniert diese Übung:

Setzen Sie sich aufrecht und bequem hin auf einen Stuhl oder den Boden. Alternativ können Sie die Übung auch im Liegen durchführen. Legen Sie nun beide Hände auf Ihren Bauch. Nehmen Sie einen tiefen Atemzug in den Bauchraum hinein. Spüren Sie dabei mit den Händen, wie sich der Bauch bei der

Einatmung nach außen wölbt und bei der Ausatmung wieder zurück fällt. Wiederholen Sie diese tiefen Atemzüge mehrere Male und versuchen Sie bei jedem Atemzug die Bewegung des Bauches intensiv mit den Händen zu erspüren. Nach einigen Wiederholungen (empfehlenswert sind mindestens fünf bis zehn) legen Sie die Hände auf das Brustbein. Atmen Sie weiter und versuchen Sie den Atem gezielt Richtung Brustbein zu lenken. Spüren Sie auch hier mit den Händen die Bewegung des Brustbeins: Es bewegt sich beim Einatmen hoch und beim Ausatmen wieder herunter. Wiederholen Sie die Atemzüge Richtung Brustbein so häufig wie Sie zuvor mit Fokus auf den Bauchraum geatmet haben. Anschließend bewegen Sie Ihre Hände sanft Richtung Ihrer Flanken (die seitlichen Bauchregionen). Nehmen Sie ein paar kräftige Atemzüge (die Luft geht zwischen die Hände in den Bauchraum) und erspüren Sie die Bewegung der Flanken. Nehmen Sie erneut so viele Atemzüge, wie zuvor in den ersten zwei Runden. Fühlen Sie sich schon ruhiger? Sie können den ganzen Vorgang gerne nochmal von vorne wiederholen, wenn Sie das Bedürfnis haben, mehr zu machen. Diese Technik ist entwickelt worden, um in akuten Situationen Abhilfe zu leisten. Sie können die Übung allerdings auch routinemäßig abseits von Notsituationen wiederholen. Sie erhalten auch dabei einen beruhigenden Effekt und haben außerdem mehr Praxiserfahrung, wenn sich wirklich ein Notfall einstellt. Die Kontaktübung ist übrigens auch sehr gut für Kinder geeignet. Sie lernen dadurch, wo und wie sich die Luft in ihrem Körper bewegt. Gleichzeitig erhalten Sie das Gefühl der Kontrolle und Stärke beim Atmen, was Angstzustände reduziert.

Ein Überblick

Atemübungen helfen in vielen Situationen. Sie können Erleichterung bei chronischen Krankheiten schaffen, falsch gelernte Atemtechniken korrigieren und die Atemmuskulatur langfristig und dauerhaft verbessern. Sie haben in diesem Kapitel verschiedene Übungen für Beginner, Fortgeschrittene und Profis kennengelernt. Außerdem wurden Ihnen Übungen für die unterschiedlichen Situationen, in denen diese Techniken helfen können, aufgezeigt. Viele der hier dargestellten Übungen können in verschiedenen Situationen zu Einsatz kommen. Probieren Sie ruhig aus, was für Sie am besten funktioniert. Starten Sie mit den anfängerfreundlichen Übungen und praktizieren Sie möglichst regelmäßig. So erzielen Sie den bestmöglichen Effekt.

ATEMÜBUNGEN UND DER ALLTAG

Nun, da Sie zahlreiche Übungen kennen, fragen Sie sich womöglich, wie Sie diese Übungen am besten in Ihren Alltag einbinden. In unserem oftmals hektischen Alltag, fällt es vielen Menschen schwer, sich ausreichend Zeit für das regelmäßige Praktizieren zu nehmen. Daher erhalten Sie in diesem Kapitel Tipps, wie es Ihnen gelingt, eine Routine aufzubauen.

Atemroutinen

Wichtiger als die Länge der jeweiligen Übung ist das regelmäßige Trainieren. Routinen sind daher das A&O. Je regelmäßiger Sie trainieren, desto leichter wird es Ihnen fallen, die Atemübungen in akuten Situationen umzusetzen. Routinen haben außerdem den Vorteil, dass Sie sich irgendwann keine Sorgen mehr um Zeitmangel machen müssen. Ist die Routine erstmal etabliert, wird es für Sie ganz selbstverständlich sein, zu Ihrem gewohnten Zeitpunkt eine Atemübung einzubauen. Sie werden sich nicht mehr fragen, ob Sie sich wirklich noch fünf oder zehn Minuten dafür Zeit nehmen können – die Übung ist Teil des Alltags und steht gar nicht mehr zur Debatte. Doch wie bauen Sie eine solche Routine am besten auf?

Das wichtigste für eine Routine ist ein fest gelegter Zeitplan. Überlegen Sie sich, wann Sie am meisten Zeit für eine Atemübung aufwenden können. Welcher Tageszeitpunkt ist für Sie besonders entspannt? Viele Menschen führen Ihre Atemroutine gerne am Morgen nach dem Aufstehen oder am Abend direkt vor dem Einschlafen durch. Je nachdem, welchen Effekt Sie erzielen möchten, eignet sich der eine oder andere Zeitpunkt besser. Nutzen Sie die Atemübungen beispielsweise vorwiegend um Schlafstörungen entgegen zu wirken, ergibt ein Zeitraum am Abend am meisten Sinn. Zu Beginn können Sie auch feste Tage in der Woche festlegen. Planen Sie die Atemübungen beispielsweise jeden zweiten Tag oder am Wochenende ein. Tragen Sie sich Ihre Übungszeit in Ihren Kalender. So wird es nicht vergessen. Sie können auch eine Erinnerung in Ihr Handy einstellen, die klingelt, wenn es Zeit wird. Ziehen Sie Ihre Übung konsequent zum fest gelegten Zeitpunkt durch. Schön fünf bis zehn Minuten reichen aus. Gerade am Anfang können Sie gerne klein anfangen. Samstags und sonntags jeweils fünf Minuten am Morgen oder Abend ist ein ausreichender Zeitraum für den Anfang. Noch besser und ebenfalls leicht in den Alltag zu integrieren sind fünf Minuten alle zwei Tage. Egal, wie chaotisch Ihr Alltag verläuft, fünf Minuten sind immer machbar – und Sie können sicherstellen, dass Sie die Atemübung nicht aufgrund von Stress ausfallen lassen. Verbinden Sie die Atemübungen mit anderen selbstverständlichen Routinen. Bauen Sie sie beispielsweise in Ihre Morgenroutine ein oder starten Sie jede Mittagspause mit einer Atemübung. So werden Sie sich von selbst daran erinnern, weil Sie die Übung mit etwas verbinden, was sowieso regelmäßig geschieht. Vielen Menschen hilft es außerdem eine neue Routine gemeinsam mit anderen Menschen aufzubauen. Überlegen Sie sich daher, ob Sie die Atemroutine vielleicht mit einem Partner oder Ihren Kindern gemeinsam durchführen möchten. So erinnern Sie sich gegenseitig daran und die Hemmschwelle, eine Übung aus Bequemlichkeit ausfallen zu lassen, ist größer.

Machen Sie eine Gewohnheit daraus, bei jeder Gelegenheit Ihre Atemzüge zu kontrollieren und zu zählen. Schon ein paar Minuten reichen dafür aus und sind leicht in den Alltag zu integrieren. Zählen Sie Ihre Atemzüge beispielsweise während Sie auf den Kaffee warten, beim Kochen, direkt vor dem Schlafengehen oder auf der U-Bahn-Fahrt nach Hause. So arbeiten Sie automatisch auf eine ruhigere Atmung hin und machen es zur Gewohnheit, Ihrer Atmung Aufmerksamkeit zu schenken. Nehmen Sie auch den Rhythmus Ihrer Atempause wahr. Normalerweise liegt automatisch eine kurze Pause zwischen einem ganzen Atemzug (einatmen – ausatmen) und dem nächsten.

Gerade Haltung für die Atmung

Achten Sie regelmäßig auf eine gute aufrechte Haltung. Gerade bei Menschen mit Bürojobs ist die Körperhaltung ein häufiger Grund für die schlechte Atmung. Ist der Körper – vor allem der Oberkörper – gekrümmt, werden Zwerchfell und Bauchmuskeln blockiert. Dadurch ist eine wirklich tiefe Atmung nicht mehr möglich. Wer ständig krumm vor dem Computer sitzt oder auch sonst im Alltag eine schlechte Haltung entwickelt hat, verschlechtert damit auch langfristig die Atmung. Oftmals muss nach jahrelanger Angewohnheit einer solchen Haltung die tiefe Bauchatmung erst wieder erlernt werden. Versuchen Sie im Alltag darauf zu achten, wie Sie sitzen und berichtigen Sie Ihre Körperhaltung immer, wenn Ihnen auffällt, dass Sie krumm sitzen oder stehen. Wenn Sie möchten, können Sie Ihren Partner oder einen guten Freund bzw. Kollegen darum bitten, Sie auf Ihre Haltung aufmerksam zu machen. Alternativ können Sie sich auch einen regelmäßigen Handy-Alarm stellen, der Sie – beispielsweise einmal in der Stunde – daran erinnert, Ihre Haltung zu überprüfen. So machen Sie das Überprüfen und Korrigieren zu einer

Gewohnheit. Wenn Sie sich nicht sicher sind, ob Sie gerade sitzen, stellen Sie sich vor, jemand würde eine Schnur an Ihre Schultern und Ihrem Kopf befestigen und Sie daran sanft hochziehen. Übrigens: Auch eine bequeme Kleidung kann Ihre Haltung und Atmung unterstützen. Fühlen Sie sich in Ihren Klamotten wohl, fällt es Ihnen leichter, gerade und entspannt zu sitzen. Tragen Sie stattdessen Kleidungsstücke, die dauernd irgendwo zwicken und ungemütlich sind, fallen Sie womöglich leichter in eine ungünstige Position. Zu enge und unbequeme Kleidungsstücke können außerdem im Bauch- und Brustbereich regelrecht die Luft abschnüren. Geben Sie Ihren Organen und Muskeln ausreichend Platz für die tiefe Atmung und Ausdehnung. Wenn Sie einen Job haben, bei dem Sie die Oberkörpermuskeln stark beanspruchen oder bei dem Sie viel sitzen müssen, dehnen Sie Ihren Körper zwischendurch. So sorgen Sie für Entspannung der Muskeln und verhindern, dass Ihr Körper aufgrund von Verspannungen in eine sogenannte Schutzhaltung geht. Oftmals verfällt man in eine solche Haltung, um akute Schmerzen zu verringern, macht die Verspannung dabei jedoch langfristig schlimmer und damit die Atmung schwerer.

Stress vermeiden und Pausen einlegen

Um Stress im Alltag zu vermeiden, sind Pausen essentiell. Wer regelmäßige Pausen einlegt, beruhigt Körper und Geist automatisch und unterstützt damit das Runterfahren des Atems. In einem hektischen Alltag sind Pausen oft rar. Mit einigen Tricks und Tipps können Sie jedoch für ausreichend Ruhemomente sorgen.

Ruhig und erholt in den Tag starten

Starten Sie Ihren Morgen möglichst stressfrei und ruhig. Eine Morgenroutine kann Ihrem Tagesbeginn einen friedlichen Start verleihen. Die Routine sorgt dafür, dass Sie morgens leichter in Gang kommen, weil die Schritte nach einem gewissen Zeitraum automatisiert ablaufen. Sie verhilft Ihnen außerdem zu einem stressfreien Tagesbeginn, da Sie nicht mit Hektik und Chaos beginnen, sondern mit Gewohnheit und Ruhe. Die Morgenroutine muss nicht besonders aufwendig sein. Schon wenige simple Schritte sind hilfreich. Beispielsweise: Aufstehen, Körper strecken, Bad, Kaffee, Atemübung, Anziehen. Hauptsache Sie machen eine feste Reihenfolge zur Gewohnheit und führen die Schritte möglichst ohne Unruhe durch. Stehen Sie lieber ein wenig früher auf, um den

Tag ohne Hast zu beginnen. Vermeiden Sie am besten den Snooze-Button. Wenn Sie den Tag ruhig beginnen, haben Sie einen deutlich stressfreieren Tagesstart und das wirkt sich regelmäßig auf den Rest des Tages aus. Ist der friedliche Morgen eine Routine geworden, haben Sie automatisch einen stressfreieren Alltag. Außerdem bietet die Morgenroutine einen festen Platz für Ihre Atemtechnik an! So wird sie nicht vergessen und schnell Teil Ihres täglichen Lebens.

Nehmen Sie die Mittagspause

Lassen Sie Ihre Mittagspause nicht ausfallen – und nehmen Sie einen ehrlichen Abstand vom Schreibtisch. Die Mittagspause kann enorm zu einer Stressreduktion und damit Verbesserung des Atemrhythmus beitragen. Wichtig ist dabei vor allem, dass Sie aufstehen und den Arbeitsplatz verlassen. So erhält Ihr Körper ein wenig Bewegung und Ihr geist kann besser von der Arbeitswelt abschalten. Achten Sie darauf in Ruhe zu essen. Wenn Sie hektisch vor dem Computer nebenbei ein Mittagsessen hinunter schlingen, ist das nicht nur ungesund, sondern kann auch den Atemrhythmus stören. Sie fühlen sich schnell voll und schwer und atmen unruhiger.

Manchmal reichen fünf Minuten

Pausen müssen nicht immer unglaublich lang sein, damit sie sich „lohnen“. Nehmen Sie häufiger Fünf-Minuten-Pausen um Ihre Energiereserven aufzutanken. Innerhalb von fünf Minuten können Sie eine Atemübung durchführen oder auch nur ein wenig aufstehen, ein neues Heißgetränk machen oder Smalltalk mit einem Kollegen halten. Egal, was Sie machen – solche kurzen Pausen sind wichtig und unglaublich hilfreich. Sie können sich anschließend besser konzentrieren und geben Ihrem Körper Raum für Bewegung und Atmungsfreiheit. Sie korrigieren automatisch Ihre Haltung, wenn Sie vom Schreibtisch aufstehen und können sich so wieder auf die Bauchatmung fokussieren. Bleiben Sie also nicht einfach am Schreibtisch sitzen, nur weil Sie das Gefühl haben, sie hätten keine Zeit für eine lange Pause. Schon fünf Minuten helfen den Kopf zu klären und besser durchzuatmen!

Mit kleinen Tricks Minipausen schaffen

Mit zahlreichen kleinen Alltagstricks können Sie Minipausen schaffen. Damit sind kurze Pausenmomente gemeint, die kaum eine „echte" Pause sind und dennoch dabei helfen, Ihrem Kopf mehr Klarheit und Ihrer Atmung mehr Freiheit zu schenken. Grundsätzlich gilt: Nehmen Sie jede Gelegenheit wahr, kurz aufzustehen, frische Luft zu bekommen und die Muskeln zu lockern.

Manchmal ergeben sich solche Momente von selbst, etwa weil Sie jemand um einen Gefallen bittet oder irgendwo ein Fenster aufgrund von Durchzug geschlossen werden muss. Sie können sich solche Minipause jedoch bewusst schaffen. Öffnen Sie beispielsweise morgens beim Betreten des Büros direkt ein Fenster und beginnen Sie dann mit der Arbeit. So erhalten Sie frische Luft und zwingen sich, nach einer Weile wieder aufzustehen, um das Fenster zu schließen. Öffnen Sie das Fenster wann immer Sie das Gefühl haben, es wird stickig im Raum. Sie stehen für einen Moment auf, dehnen die Muskeln und erhalten frische Luft. Stehen Sie zwischendurch auf, um einen Kaffee oder Tee zu kochen. Wenn Sie die Wahl haben, wählen Sie einen Schreibtisch, der ein bisschen weiter weg von der Kaffeeecke steht. Es mag zwar bequem erscheinen, direkt daneben zu sitzen, doch schon ein kurzer Gang zur Kaffeemaschine kann sehr erfrischend wirken. Die Bewegung unterstützt auch während eines kurzen Gangs die Atmung. Haben Sie Steh-Arbeitsplatze und Pulter zur Verfügung? Nutzen Sie sie! Machen Sie kleine Erledigungen zwischendurch nach Möglichkeit selbst, anstatt jemand anderen zu bitten (beispielsweise der Gang zum Kopierer). Zuhause können Sie versuchen, sich mit ähnlichen Tricks weiterzuhelfen. Jeder snackt gerne am Arbeitsplatz, doch wenn Sie sich zwingen, die Snacks nur abseits des Schreibtisches einzunehmen, sorgen Sie so für ein paar extra Pausen. Lassen Sie Ihr Handy im Nebenzimmer liegen. So müssen Sie jedes mal zumindest kurz aufstehen, wenn Sie eine Nachricht senden wollen. Ein Bonus: Sie scrollen weniger häufig aus Langeweile oder Ablenkung auf Social Media Kanälen. Probieren Sie mehrere solcher Tricks aus, um möglichst kurz aufstehen und den Blick auf etwas anderes, als den Computer zu richten. Atmung und Konzentration werden es Ihnen danken.

Keine Medien vor dem Einschlafen

Sie haben von diesem Tipp sicherlich schon mal gehört: Konsumieren Sie keine Medien vor dem Schlafengehen. Versuchen Sie idealerweise eine oder sogar zwei Stunden vor Ihrer Einschlafzeit keinen Bildschirm mehr zu Gesicht zu bekommen. Das Licht wirkt sich störend auf das Einschlafen aus und Social Media und Co. sorgen bewusst und unbewusst häufig für Unruhe, Stress und Ablenkung. Vor dem Einschlafen sollten Sie für Ruhe sorgen. Verbringen Sie die letzten Stunden am Abend lieber mit einem guten Buch oder einer Tasse Tee. Unterhalten Sie sich mit der Familie, Ihrem Partner oder Mitbewohnern. Sitzen Sie gemütlich im Bett und lauschen Sie einem Hörbuch oder beruhigender Musik. Auch kreative Arbeiten sind willkommen, sofern Sie dafür nicht an den Computer oder ans Handy müssen. Die Abendzeit eignet sich außerdem für Yoga, Meditation oder Ihre Atemübung. Wenn es Ihnen gar nicht gelingt, so früh mit den Bildschirmen aufzuhören, versuchen Sie zumindest eine halbe Stunde durchzuziehen. Ist die halbe Stunde zur Routine geworden, können Sie sich einfacher steigern. Anfangs mag es sehr ungewohnt sein, doch mit der Zeit werden Sie die Ablenkung immer weniger vermissen. Dafür unterstützen Sie einen gesunden und erholsamen Schlaf!

Jeden Tag frische Luft

Sorgen Sie dafür, dass Ihr Körper täglich ausreichend frische Luft erhält. Nutzen Sie jede Gelegenheit für eine kurze Frischluftpause, beispielsweise durch einen kleinen Spaziergang zur Mittagspause. Steigen Sie eine Haltestelle früher aus der Bahn oder dem Bus aus und laufen Sie den Rest. Nicht nur die frische Luft, sondern auch die aufrechte Bewegung wird Ihrer Atmung gut tun. Lüften Sie die Räume, in denen Sie sich aufhalten regelmäßig. Am besten machen Sie es zur Gewohnheit, den Raum einmal ordentlich durchzulüften, sobald Sie ihn betreten: Ob das die Küche am Morgen oder das Büro ist. Lüften Sie auch zwischendurch, vor allem, wenn Sie den raum über mehrere Stunden lang mit anderen Menschen benutzen. Sollte es zu kalt sein, um bei geöffneten Fenstern zu arbeiten, nutzen Sie die Pausen für eine Durchlüftung. Sie können sich beispielsweise angewöhnen, die Fenster zu öffnen, bevor Sie zum Mittagessen gehen oder nach jedem Meeting den Raum für fünf Minuten durchzulüften, bevor es weiter geht. Sorgen Sie auch bei sich im Schlafzimmer für eine gute Durchlüftung. So schlafen Sie sich nachts besser und werden morgens schneller wach.

Yoga und Meditation als Unterstützung

Sicherlich haben Sie schon mehrfach gehört, dass Yoga und Meditationen mit Atemübungen einhergehen. Tatsächlich sind beide Praktiken bestens dafür geeignet, Atemübungen zu unterstützen. Viele Atemübungen sind sogar auf Meditationspraktiken zurückzuführen. Wenn Sie Meditieren, lernen Sie als erstes Ihren Fokus auf den Atem zu lenken. Das beruhigt die Atmung und stärkt die Konzentration. Meditationstechniken können selbstverständlich sehr unterschiedlich und vielseitig sein: Es gibt Meditationen im Sitzen oder im Liegen, Übungen zur Besserung von Konzentration und Aufmerksamkeit, zur Beruhigung vor dem Einschlafen, zum Aufwachen, usw. Sie können alleine meditieren oder an geführten Meditationen teilnehmen. Geführte Meditationen sind für Anfänger oftmals etwas leichter und heutzutage auch online (beispielsweise über Websites oder Apps) erhältlich. Möglicherweise finden Sie in Ihrer Nähe auch einen Kurs bzw. eine Gruppe? Nicht alle Meditationsübungen fokussieren sich rein auf die Atmung, dennoch können alle

Übungen zur einer allgemeinen Besserung beitragen. Jede Meditation beinhaltet im Kern eine Verbesserung von Fokus und Beruhigung des Körpers. Yoga bewirkt durch die gleichmäßige Bewegung und die Konzentration auf das Atmen ähnliches. Schon ein bis zwei Mal Meditation oder Yoga pro Woche können Ihr regelmäßiges Atemtraining effektiv unterstützen.

Neben Yoga können auch andere langsame, meditative Bewegungsarten die Atmung und Atemtechniken unterstützen. Dazu gehören beispielsweise auch Qi Gong und Tai Chi. Probieren Sie einfach aus, was sich für Sie am besten anfühlt.

Ausdauersport und Kraftsport für eine starke Atmung

Jede Art von Ausdauersport eignet sich bestens um die Atmung zu unterstützen. Durch Joggen, Radfahren und Co. wird die Atmung regelmäßig trainiert und gefordert. Fangen Sie ruhig langsam an, wenn Sie noch nicht geübt sind. Steigern Sie sich langsam und stetig. Für Anfänger sind beispielsweise leichte kurze Intervall-Jogging-Runden mit abwechselndem Laufen und Gehen ideal. Am besten laufen Sie draußen in einer natürlichen Umgebung. So erhalten Sie frische und gesunde Luft während des Trainings. Zur Not funktioniert natürlich auch das Training im Fitnessstudio. Regelmäßiges Training ist besonders effektiv. Legen Sie sich am besten feste Tage in der Woche zu, an denen Sie trainieren wollen und halten Sie sich an Ihren Plan. Natürlich können Sie außerplanmäßig zusätzliche Trainingseinheiten einbinden – beispielsweise eine lange Fahrradtour am Sonntagnachmittag, wenn sich das Wetter von seiner besten Seite zeigt. Aber auch hier gilt: Überfordern Sie Ihren Körper nicht und tasten Sie ich langsam an die ungewohnte Intensität heran. Machen Sie sich keine Sorgen, wenn Sie kein Fan von Radfahren und Laufen sind –

Ausdauersportart gibt es reichlich. Erkundigen Sie sich doch nach Angeboten in Ihrer Umgebung – vielleicht möchten Sie einen Zumba-Kurs belegen oder beim Aerobic mitmachen? Bestimmt ist auch ein Sport für Ihren Geschmack dabei!

Neben Ausdauersport kann auch Kraftsport sehr effektiv sein. Kraftsport – besonders im Oberkörperbereich – stärkt die Muskulatur, die für die tiefe Bauchatmung wichtig ist. Wer starke Bauchmuskeln hat, hat es auch leichter, tief und kräftig einzuatmen. Außerdem unterstützen regelmäßige sportliche Aktivitäten die Pausenzeiten und Stressreduktion. Planen Sie daher gerne auch Kraftsport in Ihren Trainingsplan ein. Heutzutage müssen Sie dafür übrigens keinesfalls ins Fitnessstudio gehen. Kraftsport lässt sich – auch ohne Equipment – bestens zuhause durchführen. Dafür sind zahlreiche Magazine, Online-Tutorials und Trainingsvideos, Apps und Websites zu finden. Wenn Sie Gefallen daran finden, sich zu steigern, können Sie zahlreiche einfache Ausrüstungsgegenstände (wie Hanteln) kaufen. Immer mehr Städte bieten außerdem in öffentlichen Parks kostenlose Sportgeräte an. Halten Sie in Ihrer Region danach Ausschau – womöglich ist eine solche Fitnessecke im Park auch bei Ihnen um die Ecke.

RISIKEN UND KRITIKPUNKTE

Ständig hören wir, dass jedes Heilverfahren, jede Medizin und jede Heilkunst ihre Nebenwirkungen hat. Doch wie sieht es mit Atemübungen aus – können Sie wirklich etwas falsch machen? Gibt es Kritikpunkte und Nebenwirkungen, die trotz richtiger Anwendung der Technik auftreten können? In diesem Kapitel werden Sie sich damit beschäftigen. Ein Hinweis vorab: Sie müssen sich keine Sorgen über tragische Nebeneffekte machen!

Welche Nebenwirkungen können auftreten?

Werden sie richtig durchgeführt bergen die Atemübungen so gut wie keine Risiken und Nebenwirkungen. Sie sollten lediglich aufpassen, die Atemtechnik richtig durchzuführen. Achten Sie darauf, dass Sie keine unnatürlich schnelle und tiefe Atmung einsetzen. Ansonsten gelangen Sie möglicherweise in die Hyperventilation. Dabei wird zu viel Kohlendioxid ausgeatmet, wodurch sich die Gefäße verengen können. Das wiederum kann zu einer Sauerstoffunterversorgung führen. Zudem kann eine Verschiebung des pH-Wertes im Körper kommen, was zu einer Übererregung von Nerven und Muskeln führen kann. Dies äußert sich meistens in Krämpfen und krampfartigen Schmerzen.

Beachten Sie auch, nicht zu oberflächlich zu atmen, andernfalls gelangt möglicherweise zu wenig Sauerstoff in den Körper. Idealerweise führen Sie die Atemübungen in Ruhe und mit ausreichend Pausen durch. Gerade wenn Sie noch in der Anfängerphase stehen, sollten Sie darauf achten, Ihren Körper nicht zu überfordern. Gewöhnen Sie ihn langsam, aber regelmäßig und stetig an die neue Atmung. In seltenen Fällen –

wenn die Übungen nicht richtig durchgeführt werden – kann es aufgrund falscher Atmung zu Schwindel oder Kopfschmerzen kommen. In diesen Momenten sollten Sie sofort aufhören und wieder in die natürliche Atmung übergehen. Sofern die Schmerzen nicht verschwinden, suchen Sie einen Arzt auf.

Von diesen potenziellen Nebenwirkungen abgesehen, kann bei einer Atemübung nicht viel schief gehen. Tasten Sie sich ruhig und beständig an die schwierigeren Übungen heran, um Ihren Körper nicht mit zu viel ungewohnten Bewegungen zu überfordern. Dann sollten Sie bei richtiger Durchführung in der Regel keine Probleme erfahren!

Sonstige Kritikpunkte

Wie alle Heilverfahren und -techniken werden auch Atemübungen an einigen Stellen kritisiert. Das liegt – wie Sie gerade gelesen haben – glücklicherweise kaum daran, dass sie beängstigende Nebenwirkungen hätten. Vielmehr wird bei einigen Übungen die Wissenschaftlichkeit bemängelt.

Zur Wim-Hof-Atmung gibt es beispielsweise bereits einige Studien, die ihre Wirksamkeit nachweisen. Allerdings wird gelegentlich kritisiert, dass es noch nicht ausreichend Studien gibt, die nachweisen, wie genau sich die Atemübungen im menschlichen Organismus auswirken. Ob und wenn ja, wie, sie beispielsweise Infektionskrankheiten verringern können, ist damit nicht eindeutig bewiesen. Als Entspannungsmethode und Übung zur mentalen Stärkung eignet sich die Atemtechnik jedoch auf jeden Fall. Ähnliche Kritikpunkte finden sich auch bei anderen Atemübungen immer wieder. Bis Techniken als wissenschaftlich anerkannt gelten, müssen häufig zahlreiche kostspielige Studien vorgenommen werden, weshalb der Prozess eine Weile dauert. Außerdem darf nicht vergessen werden, dass Atemübungen wie alle anderen Dinge auch auf jeden Körper anders wirken können. Jeder Körper ist unterschiedlich und ob eine Methode gut anschlägt hängt zum teil immer vom Individuum selber ab. Da bei richtiger Anwendung eine Atemübung jedoch kaum, wenn nicht gar keine, Risiken birgt, sollten Sie die Methoden einfach ausprobieren. Finden Sie heraus, was sich für Sie gut anfühlt und was Ihnen zu helfen scheint. Mit ein wenig Zeit und Übung werden Sie sicherlich merken, welche Methode für Sie am besten geeignet ist.

BONUS: ATEMÜBUNGEN NACH ÜBERSTANDENER COVID-ERKRANKUNG?

Die Covid-Pandemie hat uns die letzten Jahre beschäftigt. Während einige Menschen die Erkrankung scheinbar problemlos überstehen, spüren andere die Effekte ziemlich lange. Einige Menschen bemerken langfristige Atembeschwerden. Auch durch die Pandemie und zahlreichen Lockdowns ausgelösten und verstärkten Ängste können die Atmung negativ beeinflussen. Doch es gibt erste Erkenntnisse darüber, dass bestimmte Atemübungen auch die Regeneration nach einer überstandenen Covid-Erkrankung unterstützen können. Mit den richtigen körperlichen Bewegungen verbunden sind diese Übung besonders intensiv – schließlich müssen sich auch die Muskeln und Körperglieder nach einer längeren Erkrankung wieder erholen und stärken.

Probieren Sie diese einfache Übung: Setzen Sie sich gerade hin. Wenn Sie auf einem Stuhl sitzen, rutschen Sie leicht nach vorne. Sie können die Übung auch auf dem Boden sitzend durchführen. Kippen Sie das Becken leicht nach vorne und lassen Sie die

Schultern möglichst locker. Spüren Sie Verspannungen im Schulter- und Nackenbereich? Dann dehnen Sie die Muskeln für einen Moment, bevor Sie mit der Atemübung beginnen. Legen Sie nun eine Hand auf Ihren Brustkorb und die andere Hand auf den Bauch. Atmen Sie ein paar Mal tief ein und aus und spüren Sie, wie sich Brustkorb und Bauchdecke bewegen. Achten Sie darauf, durch die Nase einzuatmen und durch den Mund wieder auszuatmen. Wenn Sie bereits ein bisschen Erfahrung mit den Atemübungen haben, können Sie die Ausatmung durch die Lippenbremse durchführen. Das verstärkt den positiven Effekt. An dieser Stelle ist nicht weiter wichtig, wie lange Sie ein- und ausatmen. Die Ausatmung sollte allerdings länger als die Einatmung sein. Verspüren Sie während des Atmen noch einen Hustenreiz? Dann atmen Sie bei jedem Atemzug nur bis zu diesem Hustenreiz. Nach mehreren Atemzügen sollten Sie dazu in der Lage sein, den idealen Zeitpunkt genau vor dem Hustenreiz zu erfassen. An diesem Punt wechseln Sie von der Einatmung in die Ausatmung, um den Hustenreiz beim Einatmen nicht mehr auszulösen. Versuchen Sie dennoch die Ausatmung möglichst lange durchzuführen. Sie können diese Übung während der Krankheitsphase durchführen oder nach (weitgehend) überstandener Erkrankung. Sollten Sie noch stärkere Symptome haben, ist es wichtig, darauf zu achten, den Körper nicht zu überlasten. Tasten Sie sich vorsichtig heran und hören Sie auf, wenn Sie merken, dass Ihr Körper noch überfordert ist.

Wenn die Übung für Sie gut funktioniert, können Sie die Technik mit einer Bewegung kombinieren. Legen Sie dafür beide Hände an den Hinterkopf und strecken Sie die angewinkelten Arme zur Seite. Probieren Sie die Bewegung zunächst trocken, d.h. ohne gezieltes Atmen: Drehen Sie den Oberkörper mit den Händen am Hinterkopf langsam zur Seite und dehnen Sie den Brustkorb. Drehen Sie sich dann wieder nach vorn und rollen Sie den Oberkörper sacht ein. Die angewinkelten Arme legen Sie dabei flach an den Körper, ohne die Hände vom Hinterkopf wegzunehmen. Richten Sie sich danach wieder auf und drehen Sie sich zur anderen Seite. Verbinden Sie die Bewegung nun mit der Atemtechnik: Drehen Sie Ihren Oberkörper zur ersten Seite und atmen Sie dabei möglichst tief bzw. bis zum Hustenreiz ein. Bei der Ausatmung rollen Sie den Oberkörper langsam zusammen. Denken Sie daran, sofern möglich die Lippenbremse bei der Ausatmung einzusetzen. Atmen Sie erneut ein und drehen Sie sich zur anderen Seite. Beim Ausatmen rollen Sie sich wieder ein. Nehmen Sie auf diese Art mehrere Atemzüge. Zu Beginn sind acht bis zehn Atemzüge pro Seite ideal. Wenn sich die Übung sofort gut anfühlt, können Sie gerne mehr Wiederholungen hinzufügen. Versuchen Sie gerne drei Sets von jeweils 20 Atemzügen (zehn pro Seite) und machen Sie zwischen den Sets jeweils eine kurze Pause. Beenden Sie die Übung früher, falls Sie Schwierigkeiten haben. Gerade im Zusammenhang mit einer Erkrankung sollten Sie auf Ihre Belastungsgrenzen achten. Nehmen Sie eine Pause, wann immer Sie eine benötigen – auch in der Mitte eines Sets. Atemübungen verlieren Ihren positiven Effekt, wenn Sie Ihren Körper dabei zu Bewegungen zwingen, die ihn überfordern. Beenden Sie die Übung mit ein paar tiefen Atemzügen im aufrechten Sitzen.

Tipp: Erste Studien zeigen, dass viele Betroffenen in der Bauchlage am besten atmen können. In dieser Position können auch die hinteren Lungenbereiche benutzt werden. Probieren Sie es das nächste Mal aus, wenn Sie vor dem Einschlafen Schwierigkeiten bekommen.

SCHLUSSWORT

Bevor Sie das Buch weglegen, noch ein paar Worte zum Abschluss: Sie haben in diesem Buch viele Informationen über Ihre Atmung und deren Auswirkung auf des restlichen Körper erhalten. Die Atmung beeinflusst unseren gesamten Organismus. Sie stabilisiert und beruhigt den Körper und hat zusätzlich starken Einfluss auf die Psyche. Eine gesunde Atmung kann zahlreichen Krankheiten vorbeugen, Stress reduzieren und den Alltag erheblich erleichtern. Andersherum kann eine schlechte, nicht ausreichend tiefe Atmung, solche ungewünschten Effekte begünstigen. Um eine gesunde Atmung zu stärken, sind Atemübungen sehr hilfreich. Mit dem Hintergrundwissen sind die Übungen und Routinen wesentlich verständlicher – das Wichtigste jedoch bleibt die Praxis. Nehmen Sie sich Zeit und beginnen Sie mit den einfachen Anfängerübungen. Probieren Sie Übungen aus, die Sie in akuten Situationen nutzen können und andere, die sich eine langfristige Stabilisation eignen. Gerade für Beginner ist es hilfreich, die Übungen die für akute Stress- oder Atemnotsituationen gedacht sind, regelmäßig zu trainieren. So können Sie die Techniken „trocken“ üben und sind dadurch umso besser für den Ernstfall gewappnet. Arbeiten Sie sich langsam zu den schwierigeren Übungen hoch. Anfangs kann es sich ungewöhnlich anfühlen, von einer Brust- auf eine Bauchatmung einzustellen. Allergien, Krankheiten und Angstzustände können außerdem das Einatmen durch die Nase erschweren. Geben Sie nicht auf, wenn Sie zu Beginn solche oder andere Schwierigkeiten erfahren. Haben Sie sich über einen längeren Zeitraum eine ungesunde Atmung angewöhnt, ist es ganz normal, dass Ihr Körper die neuen Rhythmen als ungewöhnlich empfindet. Je mehr und regelmäßiger Sie üben, desto schneller gewöhnen Sie sich an die gesunde Atmung. Denken Sie daran, dass die Regelmäßigkeit das Wichtigste ist. Es ist nicht schlimm, wenn Sie anfangs nicht so lange üben oder die Übungen nicht immer in der idealen Zeit durchführen können. Wichtiger als die Länge der jeweiligen Technik ist die Regelmäßigkeit des Praktizierens. Legen Sie sich am besten eine feste Routine fest und halten Sie sich gerade am Anfang daran. Atmen Sie jetzt noch einmal tief ein und aus –

und wiederholen Sie das Lesen dieser Zeilen so oft Sie möchten, um die Erinnerungen wach zu rütteln!

QUELLEN:

https://www.aok.de/pk/magazin/wohlbefinden/stress/richtig-atmen-atemuebungen-fuer-mehr-ruhe-und-entspannung/

https://www.atemwege.at/videos/baha-balance/fit-werden-nach-covid-infektion

https://coachinglovers.com/coaching-tool/4-7-11-atemtechnik/

https://www.daab.de/atemwege/asthma/behandlung/atemuebungen/

https://www.daab.de/blog/2018/09/lippenbremse-und-kutschersitz-hilfe-bei-atemnot/

https://www.fitforfun.de/gesundheit/atemuebung-konzentrierter-dank-richtigem-atmen-156134.html

https://www.fitforfun.de/news/5-atemuebungen-die-stress-abbauen-und-den-schlaf-verbessern-496091.html

https://www.focus.de/gesundheit/ratgeber/4-7-11-methode-psychologie-professor-erklaert-wie-sie-stress-ausknipsen_id_10554952.html

https://www.geo.de/magazine/geo-magazin/15641-rtkl-atemuebung-richtig-atmen-so-gelingt-es

https://www.lungenaerzte-im-netz.de/news-archiv/meldung/article/atmung-und-psyche-vom-wechselspiel-zwischen-lunge-und-hirn/

https://www.lungeninformationsdienst.de/praevention/grundlagen-atmung/atmung-was-ist-das/index.html

https://www.netdoktor.de/therapien/atemuebungen/ (Atemübungen: wie sie funktionieren - NetDoktor)

https://panikattacken.at/atmung/atmung.html

https://www.pari.com/de/blog/atemnot-und-panikattacken-uebungen-und-tipps-vom-physiotherapeuten/

https://praxistipps.focus.de/atemuebungen-zum-einschlafen-durchfuehren-3-effektive-uebungen-fuer-sie_141731

https://selpers.com/lektion/lebensqualitaet-bei-lungenhochdruck-atmung-und-psyche/

https://utopia.de/ratgeber/atemuebungen-diese-uebungen-solltest-du-kennen/

https://utopia.de/ratgeber/wim-hof-atmung-so-funktioniert-die-atemtechnik/

https://yogaworld.de/4-7-8-atmung/

https://youtu.be/BckqffhrF1M (German Guided Wim Hof Method Breathing Exercise | (3 Rounds Slow Pace) - YouTube) https://youtu.be/M3we4ZWN5FM (Die 4-7-11 Atemtechnik hilft gegen Stress und bei Schlafproblemen | Gut zu wissen | BR - YouTube)

https://youtu.be/z6I0RKBJMAU (Atemübungen während Covid Infektion | schneller wieder fit | Physiotherapeutin erklärt - YouTube)

https://www.zentrum-der-gesundheit.de/bibliothek/wohlbefinden/atmung/gesundes-atmen

EINE BITTE DES AUTORS:

Wie hat Ihnen dieser Ratgeber gefallen? Lassen Sie es mich wissen und helfen Sie weiteren möglichen Leserinnen und Leser mit einer Rezension auf Amazon. Hier können Sie mein Buch bewerten:

https://www.amazon.de/dp/B0B14D28PD

HAFTUNGSAUSSCHLUSS

Die Umsetzung aller enthaltenen Informationen, Anleitungen und Strategien dieses Buchs erfolgt auf eigenes Risiko. Für etwaige Schäden jeglicher Art kann der Autor aus keinem Rechtsgrund eine Haftung übernehmen. Für Schäden materieller oder ideeller Art, die durch die Nutzung oder Nichtnutzung der Informationen bzw. durch die Nutzung fehlerhafter und/oder unvollständiger Informationen verursacht wurden, sind Haftungsansprüche gegen den Autor grundsätzlich ausgeschlossen. Ausgeschlossen sind daher auch jegliche Rechts- und Schadensersatzansprüche. Dieses Werk wurde mit größter Sorgfalt nach bestem Wissen und Gewissen erarbeitet und niedergeschrieben. Für die Aktualität, Vollständigkeit und Qualität der Informationen übernimmt der Autor jedoch keinerlei Gewähr. Auch können Druckfehler und Falschinformationen nicht vollständig ausgeschlossen werden. Für fehlerhafte Angaben vom Autor kann keine juristische Verantwortung sowie Haftung in irgendeiner Form übernommen werden.

URHEBERRECHT

IMPRESSUM:

© Christian Friedmann

c/o Autorenservices.de

Birkenallee 24

36037 Fulda

2022

1. Auflage

Printed in Poland
by Amazon Fulfillment
Poland Sp. z o.o., Wrocław

37554356R00058